Narzisstische Störung

Fortschritte der Psychotherapie
Band 90

Narzisstische Störung

Claas-Hinrich Lammers

Claas-Hinrich Lammers

Narzisstische Störung

hogrefe

Prof. Dr. med. Claas-Hinrich Lammers, geb. 1962. 1983–1990 Studium der Medizin in Hamburg. 1990 Promotion. 1990–1992 Max-Planck-Institut für Psychiatrie in München. 1992–1994 Centre Paul Broca, l'INSERM, Paris, Frankreich. 1994–1996 Max-Planck-Institut für Psychiatrie in München. 1996–1999 Genetic Pharmacology Unit, Experimental Therapeutic Branch, NINDS, NIH, Bethesda, USA. 1992 Habilitation. 1999–2000 Klinik für Neurologie, Phillips-Universität, Marburg. 2000–2001 Klinik für Psychiatrie und Psychotherapie, Medizinische Hochschule zu Lübeck. 2001–2006 Klinik für Psychiatrie und Psychotherapie, Charité Berlin. Seit 2006 Ärztlicher Direktor und Chefarzt der I. Klinik für Affektive Störungen und der III. Klinik für Akutpsychiatrie und Psychose, Asklepios Klinik Nord-Ochsenzoll, Hamburg.

Bibliografische Information der Deutschen Nationalbibliothek
Die Deutsche Nationalbibliothek verzeichnet diese Publikation in der Deutschen Nationalbibliografie; detaillierte bibliografische Daten sind im Internet über http://dnb.dnb.de abrufbar.

Hogrefe Verlag GmbH & Co. KG
Merkelstraße 3
37085 Göttingen
Deutschland
Tel. +49 551 999 50 0
Fax +49 551 999 50 111
info@hogrefe.de
www.hogrefe.de

Satz: Matthias Lenke, Weimar
Druck: mediaprint solutions GmbH, Paderborn
Printed in Germany
Auf säurefreiem Papier gedruckt

1. Auflage 2023

(E-Book-ISBN [PDF] 978-3-8409-3206-9; E-Book-ISBN [EPUB] 978-3-8444-3206-0)
ISBN 978-3-8017-3206-6
https://doi.org/10.1026/03206-000

Inhaltsverzeichnis

Karten

1 Beschreibung der Störung

Patient:innen mit einer narzisstischen Störung gelten nicht zu Unrecht als schwer therapierbar und werden von nicht wenigen Therapeut:innen offen oder verdeckt abgelehnt. Dies ist unter anderem darauf zurückzuführen, dass typische narzisstische Persönlichkeitseigenschaften (das sogenannte grandiose Selbst) wie Arroganz, Selbstidealisierung, konkurrierendes Verhalten, Streben nach Dominanz sowie Empathiearmut, kaum Sympathie und Mitgefühl wachrufen. Wenn man sich jedoch auf narzisstische Patient:innen einlässt, wird man eine ganz andere Seite von ihnen kennenlernen, eine verletzliche, unsichere und bedürftige Seite, welche auch als vulnerables Selbst bezeichnet wird. Dieses vulnerable Selbst und das Leiden an vielfältigen Konflikten mit anderen Menschen beziehungsweise dem Scheitern privater und beruflicher Lebensentwürfe wird bei Therapeut:innen mit der Zeit die notwendige Sympathie und auch Mitgefühl aufkommen lassen. Dies ist die Grundlage, um mit narzisstischen Patient:innen erfolgreich zusammenzuarbeiten. Aber natürlich bedarf es auch einer genauen Kenntnis der Entstehungs- und Bedingungsfaktoren der narzisstischen Störung im Sinne der pathologischen Selbstwertregulation, eines Wissens um psychotherapeutische Techniken und Strategien sowie insbesondere spezifischer Kompetenzen in der Beziehungsgestaltung. Dieses Buch soll eine Übersicht dieser Aspekte geben und Therapeut:innen zur Arbeit mit narzisstischen Patient:innen ermutigen.

1.1 Historische Entwicklung und aktuelle Verwendung des Begriffes

Erstmalige Verwendung des Begriffes 1898

Der Begriff Narzissmus als Bezeichnung für selbstbezogene und selbstüberschätzende Persönlichkeitseigenschaften wurde erstmals 1898 von Havelock Ellis für einen Mann mit ausgeprägten autoerotischen Verhaltensweisen benutzt. Im Anschluss an Ellis verknüpfte Otto Rank diesen Begriff mit der Funktion grandioser Selbstanteile als Abwehrstrategie gegen problematische bzw. konfliktäre Selbstanteile (was heutzutage als vulnerables Selbst bezeichnet wird). Sigmund Freud schließlich verwendete den Begriff des Narzissmus für eine Phase der normalen kindlichen Entwicklung vom Autoerotismus zur Objektliebe, wobei er narzisstische Eigenschaften als dimensionales Konzept mit normalen und krankhaften Ausprägungen verstand.

Dimensionales Konzept

Dieses dimensionale Konzept des Narzissmus als eine Variante der hohen Selbstwertschätzung, welches aber erst ab einer gewissen Ausprägung als problematisch oder sogar als gestört bezeichnet werden kann, hat sich bis in die Gegenwart gehalten.

In der Folge waren es Otto Kernberg (1978) und Heinz Kohut (1976), welche weiterführende Definitionen sowie ätiopathogenetische und psychotherapeutische Konzepte zum Narzissmus entwickelten. Sie subsumierten unter diesem Begriff Patient:innen, die u. a. ein Muster von eigener Großartigkeit und Selbstidealisierung haben, ein übermäßiges Bedürfnis nach Bewunderung durch andere Menschen aufweisen, im Kontakt häufig arrogant und überheblich sind und einen Mangel an Einfühlungsvermögen (Empathie) in andere Personen aufweisen. Kohut war der Erste, der dann im Verlauf von einer narzisstischen Persönlichkeitsstörung (NPS) sprach. Er und Kernberg legten die Grundlagen für die spätere Konzeption der NPS im amerikanischen Diagnostic and Statistical Manual (DSM-III; American Psychiatric Association [APA], 1980), wodurch diese sich als eine klinisch zu diagnostizierende Störung einbürgerte. Mittlerweile wird inoffiziell dieser grandiose Typ der NPS von einem vulnerablen Typ unterschieden. Während beim grandiosen Typ die narzisstischen Persönlichkeitseigenschaften deutlich nach außen sichtbar sind, verbergen sich diese Eigenschaften beim vulnerablen Typ hinter einer auf den ersten Blick unauffälligen bzw. mitunter sogar selbstunsicheren Fassade (vgl. Kap. 1.2.4).

Variante hoher Selbstwertschätzung

Die Sozial- bzw. Persönlichkeitspsychologie griff parallel zu dieser Entwicklung die Idee der Dimensionalität des Narzissmus auf und führte diesen Begriff für die Variante einer hohen Selbstwertschätzung bei gesunden Menschen ein (Lammers & Doering, 2018). Hierunter werden bei gesunden bzw. normalen Menschen Eigenschaften wie Autorität, Selbstsuffizienz, Streben nach Erfolg und Überlegenheit, Eitelkeit und Anspruchsdenken u. Ä. gezählt. Diese Persönlichkeitseigenschaften können bis zu einer gewissen Ausprägung adaptiv und von Vorteil für die betreffende Person sein. So korrelieren sie mit

- einem stabilen Selbstwertgefühl bzw. Selbstbewusstsein,
- einer hohen Leistungsbereitschaft,
- einem Stolz auf reale Leistungen,
- Mut für Entscheidungen,
- die Bereitschaft zur Übernahme von neuen Aufgaben und Herausforderungen,
- einem selbstwertstabilisierenden Umgang mit Misserfolgen (z. B. durch externale Attribuierung von Misserfolgen und internale Attribuierung von Erfolgen),
- sozialer Kompetenz.

Narzisstische Eigenschaften tragen bis zu einer gewissen Ausprägung auch zur psychischen Gesundheit bei. Personen mit eher gering ausgeprägten narzisstischen Eigenschaften weisen höhere Werte für Depression, Angst oder auch Einsamkeit und ein geringeres Wohlbefinden auf (Ritter & Lammers, 2007). Dies ist u.a. auf ein gering ausgeprägtes Selbstwertgefühl und nicht selbstwertdienliche Verhaltensweisen, wie z.B. eine internale Attribuierung von Misserfolgen (z.B. „Das ist, wie immer, meine Schuld") im Gegensatz zur externalen Attribuierung (z.B. „Die Umstände waren ungünstig"), zurückzuführen.

Adaptiver Wert

Merke

„Bescheidenheit ist eine Zier, doch weiter kommt man ohne ihr", besagt ein bekanntes Sprichwort, und diese Annahme wird durch entsprechende Studien zu narzisstischen Persönlichkeitseigenschaften bei gesunden Personen gestützt. Deshalb ist der bekannte menschliche Hang zur Selbstüberschätzung (sog. „self-enhancement bias") bis zu einer gewissen Ausprägung auch eher förderlich, denn er gibt einer Person Selbstvertrauen und Mut.

Fließender Übergang vom gesunden zum problematischen Narzissmus

Eine zunehmende Ausprägung narzisstischer Persönlichkeitseigenschaften, wie z.B.

- eine unrealistischen Anspruchshaltung,
- ein hartnäckiges Streben nach Anerkennung und Bewunderung,
- das Gefühl, stets im Recht zu sein,
- ein ausgeprägter konkurrierender Ehrgeiz mit sogenannten antagonistischen Verhaltensweisen und
- eine reduzierte Empathie,

markieren den Übergang von einem gesunden, adaptiven Narzissmus zu einem problematischen, maladaptiven Narzissmus und letztlich zur narzisstischen Persönlichkeitsstörung (NPS). Bei der problematischen Form des Narzissmus ist der Leidensdruck oftmals auf Seiten der Umwelt zu suchen, da das Streben nach Selbstwert der Betreffenden auf Kosten der anderen Menschen geht. Während narzisstische Personen deshalb zwar oftmals unangenehm und sozial unverträglich sind, darf man sie aber lege artis (d.h. nach den diagnostischen Systemen) nicht als psychisch gestört bezeichnen bzw. ihnen eine NPS diagnostizieren. Hierzu fehlt allein schon der persönliche Leidensdruck der narzisstischen Person, die sich zudem auch häufig in ihrer Anpassung an verschiedene Lebenskontexte flexibel und damit adaptiv verhalten kann.

Der Unterschied zwischen sozial verträglichen und sozial unverträglichen narzisstischen Persönlichkeitseigenschaften wird in der Tabelle 1 dargestellt.

Tabelle 1: Sozial verträgliche und sozial unverträgliche Persönlichkeitseigenschaften

Sozial verträgliche Eigenschaften	Sozial unverträgliche Eigenschaften
Selbstbewusstsein • Man ist von seinen eigenen Qualitäten und Fähigkeiten überzeugt und ist grundsätzlich mit sich zufrieden. • Man reagiert auf Kritik gelassen, hinterfragt diese sachlich und hält ihr seine eigene Ansicht entgegen bzw. kann dem anderen auch Recht geben.	*Selbstüberschätzung* • Man hält sich grundsätzlich für besser als die anderen. • Man reagiert auf Kritik gekränkt bzw. beantwortet diese u.a. mit Arroganz und Abwertung. Dem anderen Recht zu geben, kommt selten vor.
Erfolgsorientierung • Man hat klare berufliche Ziele und arbeitet hart, um diese zu erreichen. • Man kann einen Erfolg mit anderen teilen bzw. die Erfolge anderer anerkennen.	*Streben nach Überlegenheit* • Man muss in allen Bereichen der Beste sein und dies den anderen auch deutlich zeigen. • Man beansprucht den Erfolg immer nur für sich.
Gesunder Egoismus • Man behält die eigenen Bedürfnisse und Ziele im Blick und lässt sich nicht übervorteilen.	*Rücksichtslosigkeit* • Man will immer mehr als andere haben. Man nutzt andere Menschen für die eigenen Ziele aus.
Normaler Anspruch • Man erwartet dieselbe respektvolle und hilfsbereite Behandlung, welche man selbst auch anderen Menschen zukommen lässt.	*Übertriebene Anspruchshaltung* • Man erwartet eine bevorzugte Behandlung und dass die eigenen Wünsche immer unverzüglich erfüllt werden, auch auf Kosten anderer.
Durchsetzungsvermögen • Man kann seine Wünsche und Ziele freundlich, aber bestimmt vertreten.	*Autoritätsanspruch* • Man versucht, die eigenen Wünsche und Ziele mit einem autoritären Verhalten durchzusetzen.
Selbstbezogenheit • Man ist sich seiner eigenen Gefühle und Bedürfnisse bewusst. Dabei kann man die Gefühle und Bedürfnisse anderer Menschen wahrnehmen und respektieren.	*Empathiearmut* • Man nimmt die Gefühle und Bedürfnisse anderer Menschen nicht wahr. Man versucht nicht, sich in andere Menschen hineinzuversetzen und diese zu verstehen.
Selbstdarstellung • Man kann sich und seine Fähigkeiten angemessen positiv darstellen und das Interesse anderer wecken.	*Geltungssucht* • Man drängt sich immer in den Mittelpunkt und verlangt ständige Beachtung und Bewunderung.

Merke

Eine bekannte These besagt, dass narzisstische Menschen im Verborgenen grundsätzlich ein niedriges Selbstwertgefühl haben, welches sie durch ihre narzisstischen Verhaltensweisen zu kompensieren versuchen. Dies konnte jedoch für gesunde narzisstische Menschen nicht bestätigt werden (Mota et al., 2020), sodass man diese These zu der langen Liste der Irrtümer der Alltagspsychologie hinzufügen muss.

Diagnose einer NPS erst bei subjektivem Leidensdruck

Erst bei einer sehr starken und unflexiblen Ausprägung der narzisstischen Persönlichkeitseigenschaften und einem persönlichen Leidensdruck (u. a. durch Beziehungsstörungen, Misserfolge, soziale Zurückweisung) kann die Diagnose einer NPS gestellt werden (vgl. hierzu Kap. 1.3). Eine klare Trennung zu einer normalen, jedoch sozial unverträglichen Ausprägung der narzisstischen Eigenschaften ist oftmals nur sehr schwer möglich, zumal bereits die subsyndromale Ausprägung bei vielen Betroffenen zu Problemen führt, welche sie nach einer psychotherapeutischen Hilfe suchen lässt. Darüber hinaus ist die subsyndromale Ausprägung oftmals ein Nährboden für komorbide Störungen.

Merke: Narzissmus

Narzissmus lässt sich definieren als ein Kontinuum von (1) Menschen mit adaptiven narzisstischen Persönlichkeitseigenschaften, über (2) Menschen mit sehr deutlich ausgeprägten und bereits als problematisch anzusehenden narzisstischen Eigenschaften (entsprechend einer subsyndromalen Ausprägung einer NPS) bis hin zu (3) Patient:innen mit einer Narzisstischen Persönlichkeitsstörung (NPS).

Für den Leidensdruck ist oftmals nicht allein die Ausprägung der narzisstischen Persönlichkeitseigenschaften verantwortlich, sondern die negativen Konsequenzen, welche sich hieraus für die betreffende Person ergeben. So weist Donald Trump trotz seines stark ausgeprägten Narzissmus offenbar keinen Leidensdruck auf, da bei ihm die negativen sozialen Konsequenzen fehlen (leider sogar im Gegenteil). Folglich darf man ihm auch keine NPS diagnostizieren.

1.2 Der klinisch relevante Narzissmus

Pathologische Selbstwertregulation

Im Mittelpunkt des pathologischen Narzissmus steht ein instabiles Selbstwertgefühl, welches die Betroffenen für Kritik, Ablehnung, Misserfolge etc. extrem verwundbar macht und für einen Leidensdruck verantwortlich ist.

Diese Instabilität des Selbstwertgefühls ist dadurch erklärbar, dass die Betroffenen neben ihrem grandiosen Selbst auch ein vulnerables Selbst aufweisen, das insbesondere von Scham, Einsamkeit, Angst und einem geringen Selbstwertgefühl geprägt ist. Man kann diesbezüglich auch zwei Prägnanztypen des Narzissmus unterscheiden, den grandiosen und den vulnerablen Narzissmus (vgl. hierzu Kap. 1.2.4). Aufgrund ihres vulnerablen Selbst brauchen narzisstische Patient:innen zur Selbstwertstärkung beständig eine externe Validierung in Form von Aufmerksamkeit und Bewunderung. Hierzu dienen die typischen narzisstischen Verhaltensweisen, wie z. B. eine übertriebene Selbstdarstellung, Überbewertung eigener Kompetenzen und Errungenschaften und realitätsverzerrende Darstellungen zu den eigenen Gunsten („Mehr Schein als Sein"). Dabei erhöhen sie ihren Selbstwert auch dadurch, dass sie eine übertriebene Anspruchshaltung haben, sich über andere Menschen stellen und diese zu kontrollieren und zu dominieren versuchen.

Selbsterhöhung durch Abwertung anderer

Die Strategie der Selbstwerterhöhung mittels des sozialen Vergleiches beinhaltet auch eine stark antagonistische und konkurrierende Haltung anderen Menschen gegenüber, was eine Abwertung von deren Leistungen und Eigenschaften impliziert, nach dem Motto: „Je kleiner der andere ist, desto größer bin ich!"

Merke

Es ist weniger das selbstidealisierende bzw. selbstdarstellerische Verhalten, welches zu interaktionellen Problemen führt, sondern vielmehr das antagonistische, konkurrierende und abwertende Verhalten, da dieses sich direkt gegen die andere Person richtet.

Empathiearmut

Gleichzeitig zeigen die Betroffenen wenig Mitgefühl (Empathie) und Interesse für andere Menschen, schenken deren Bedürfnissen kaum Beachtung und verhalten sich diesen gegenüber distanziert, arrogant und abwertend. Sie haben nur schwach ausgeprägte Wünsche nach Nähe und Intimität und sind stärker an Kontrolle, Dominanz und Ausbeutung anderer Menschen interessiert. Auf Nichterfüllung ihrer Wünsche – insbesondere nach Überlegenheit und Bewunderung –, Kritik oder Misserfolge reagieren sie oftmals mit Abwertung, Ärger und Aggression. Ein wirkliches Interesse an anderen Menschen besteht für sie nur, solange sie diese zur Erreichung ihrer Ziele brauchen (z. B. sozialer Aufstieg) oder diese ihnen gewissermaßen als Bewunderer zur narzisstischen Selbstbespiegelung dienlich sind. Dies stellt sie aber vor ein Dilemma, denn so wenig sie andere Menschen wertschätzen und für diese ein wirkliches Interesse und Empathie aufwenden können und wollen, so sehr brauchen sie deren Aufmerksamkeit und Bewunderung zur Stabilisierung ihres Selbstwertgefühls. Auf diese Abhängigkeit reagieren sie oftmals mit einer Zurschaustellung ihrer Überlegenheit und Unabhängigkeit.

Nicht selten sind diese narzisstischen Persönlichkeitseigenschaften ich-synton, sodass die hieraus entstehenden Probleme auf die angeblichen Unzulänglichkeiten und Fehler der Umwelt attribuiert werden. Gleichwohl haben viele Patient:innen trotzdem eine Einsicht in ihre narzisstische Problematik, wollen dies aber anderen Menschen (auch ihren Therapeut:innen) gegenüber nur schwerlich zugeben.

1.2.1 Scham, Ärger, Wut, Neid

Neben dem überheblichen Stolz gehören Scham, Wut und Neid zu den Kernemotionen des Narzissmus. Diese Emotionen treten in unterschiedlicher Konstellation als Reaktion auf die Umwelt bzw. Umweltereignisse auf, welche von den Patient:innen als eine Bedrohung für ihr Selbstwertgefühl erlebt werden. Während das Erleben von Wut für die Umwelt häufig sichtbar ist, verbergen die Patient:innen hingegen ihre Schamgefühle und ihren Neid, sodass diese sich oftmals nicht durch Handlungen äußern, die einen unmittelbaren Rückschluss auf das zugrunde liegende emotionale Erleben zulassen.

Stimmungsschwankungen

Darüber hinaus können die Patient:innen auf selbstwertrelevante Erlebnisse mit Stimmungsschwankungen reagieren, die von depressiven bis hin zu hypomanen Reaktionen reichen.

Scham

Scham wird häufig übersehen

Im Kern der narzisstischen Störung steht die Emotion der Scham, welche einen Großteil des sogenannte vulnerablen Selbst ausmacht (vgl. Kap. 1.2.4), und deren kognitives Korrelat die Überzeugung der eigenen Minderwertigkeit ist. Im Gegensatz zu Schuldgefühlen, welche das positive Selbstwerterleben nur temporär beeinträchtigen, gehen Schamgefühle mit einer grundsätzlichen Überzeugung der eigenen Minderwertigkeit, der Angst vor einem sozialen Ausschluss und einem verringerten Selbstwertgefühl einher. Eine Bewältigung der Schamgefühle aus eigener Kraft ist deshalb im Gegensatz zu Schuldgefühlen nicht möglich. Vielmehr fühlen die Patient:innen sich den vermeintlich kritischen und abwertenden Blicken der anderen schutzlos ausgeliefert, weshalb die Vermeidung sozialer Kontakte häufig die erste Reaktion auf das Erleben von Schamgefühlen ist. Diese Reaktion ist bei narzisstischen Patient:innen vom vulnerablen Typ weitaus häufiger als bei Patient:innen vom grandiosen Typ.

Schamgefühle tragen auch zu einer Einschränkung der Empathiefähigkeit bzw. des Willens zur Empathie bei, da sie die Aufmerksamkeit nach innen richten lässt.

Da Schamgefühle von den Betroffenen nicht direkt als solche geäußert, sondern vielmehr versteckt, unterdrückt bzw. bekämpft werden, werden sie häufig auch von Therapeut:innen übersehen.

Wut

Narzisstische Menschen zeichnen sich durch eine Neigung zu Wut und Aggressivität aus. Schon geringfügige Misserfolge, alltägliche Kritik und Missgeschicke können bei ihnen zu einer Verletzung ihres grandiosen Selbst und einer Aktivierung ihres vulnerablen Selbst führen. Man spricht hier oftmals von einer Kränkung, welche eine Mischung aus Scham, Angst, Schmerz und Wut darstellt. Je nach Überwiegen einer dieser Emotionen kann die Reaktion auf eine Kränkung sehr unterschiedlich ausfallen:

- Kritik, Abwertung oder Beschimpfung des Verursachers,
- aggressive Handlungen,
- Kontaktabbruch bzw. sozialer Rückzug,
- Ironie, Sarkasmus und Zynismus,
- Rachefantasien bzw. entsprechende Handlungen, die auch noch Wochen und Monate oder sogar Jahre nach dem Kränkungsereignis auftreten können,
- autoaggressive Handlungen auch in Form von suizidalen Krisen, u. Ä.

Wut

Häufig werden das verletzte Selbstwertgefühl sowie die Schamgefühle (primäre Emotion) mit der sekundären Emotion der Wut und einem aggressiven Verhalten kompensiert, was die Schamgefühle überdeckt, und die Patient:innen aus der passiven Rolle befreit. Hierdurch verschaffen sie sich wieder eine Machtposition gegenüber der Person, welche sie für die Kränkung verantwortlich machen.

Hinsichtlich der Wut unterscheiden sich grandiose von vulnerablen narzisstischen Patient:innen. Grandiosität ist mit stärkerer Wut in Reaktion auf gescheiterte Ambitionen assoziiert, während die Wut vulnerabler Patient:innen eher als Reaktion auf interpersonale Zurückweisungen auftritt.

Merke

Man darf von einer hohen Kränkbarkeit aber nicht unmittelbar auf eine narzisstische Störung schließen. So können selbstunsichere Patient:innen eine größere Kränkbarkeit als narzisstische Patient:innen aufweisen.

Neid

Typisch für narzisstische Patient:innen ist ein ausgeprägter Neid auf andere Menschen, welche im sozialen Vergleich hinsichtlich ihrer Eigenschaften, Fähigkeiten und Erfolge besser abschneiden. Hierauf können sie anders als gesunde Menschen weder mit Akzeptanz noch mit Respekt reagieren, weil dies ihr Motiv von Überlegenheit frustriert. Leistungsfähige und -bereite Patient:-innen können ihre Neidgefühle mitunter aber auch als Antreiber zu einem verstärkten Arbeitseinsatz nutzen, um ihre Leistungen und ihren Erfolg zu vergrößern. Oftmals aber reagieren sie aus ihrem Neid heraus mit Ärger und dem Versuch, die Eigenschaften bzw. Erfolge der beneideten Person abzuwerten oder gar zu zerstören. Wegen ihrer sozialen Unerwünschtheit werden Neidgefühle zumeist verleugnet und lassen sich in der Regel nur aus dem Erleben und Verhalten in Beziehungen erschließen (z. B. einem starken Ungerechtigkeitsempfinden bzw. Gerechtigkeitsfanatismus, Ablehnung und Abwertung der anderen Personen, Aggressivität). Eine Variante des Neides ist die Vorstellung, andere Personen wären neidisch auf einen selbst. Dies erklärt sich nach psychodynamischer Vorstellung entweder aus einer Projektion eigener Neidgefühle auf die andere Person oder den Zuwachs an Überlegenheitsgefühl durch die Vorstellung, von anderen beneidet zu werden.

Neid häufig bei vulnerablem Typ

Neidgefühle sind beim vulnerablen Typ deutlich stärker ausgeprägt als beim grandiosen Typ, da diese die Illusion ihrer Einzigartigkeit und Überlegenheit besser aufrechterhalten können.

Merke

Neid spielt auch in der therapeutischen Beziehung eine Rolle, da in einer erfolgreichen Psychotherapie Therapeut:innen eine Hilfe für Probleme anbieten können, welche die Patient:innen allein nicht lösen können. Therapeut:innen haben bzw. können somit etwas, was die Patient:innen nicht haben bzw. können. Dies kann zur Abwertung der:des Therapeut:in oder der Verleugnung ihres:seines Anteils an einer positiven Veränderung durch die Therapie führen.

1.2.2 Innere Leere, Langeweile und Sinnlosigkeit

Identitätsdiffusion

Narzisstische Patient:innen klagen häufig über ein Gefühl der inneren Leere, der Langeweile und der Sinnlosigkeit. Es handelt sich hierbei um den Ausdruck ihrer Identitätsdiffusion (Kernberg, 2006) bzw. der Unklarheit ihres Selbstkonzeptes (Stucke & Sporer, 2002).

Zitate von Patient:innen

- „Ich bin ein Nichts."
- „Keiner darf sehen, dass hinter meiner Maske nichts ist."
- „Ich bin leer, hohl."
- „Ich habe nichts in meinem Leben, was mich wirklich interessiert."
- „Das Leben ist vollkommen sinnlos."

Kein authentisches Selbst

Aufgrund kalter, empathiearmer und einseitig fordernder Eltern hatten die Patient:innen nicht die Sicherheit und Möglichkeit, ein stabiles und authentisches Selbst zu entwickeln. Hierzu hätte es Eltern bedurft, welche durch ihre Empathie, ihre unkonditionale Liebe und ihr Wohlwollen dem Kind die Möglichkeit gegeben hätten, selbstbestimmt aus sich selbst heraus sich zu entwickeln und zu erproben. Diese sogenannte intrinsische Motivation wird jedoch durch kalte, empathiearme und/oder einseitig fordernde Eltern gehemmt und durch ein Überwiegen an extrinsischer Motivation ersetzt.

Intrinsische vs. extrinsische Motivation

Intrinsisch motiviert sind
- Aktivitäten, die ihren Anreiz in erster Linie aus dem Tätigkeitsvollzug beziehen und nicht aus den Ergebnisfolgen,
- Aktivitäten, bei welchen die Handelnden sich als selbstbestimmt erleben,
- Lernschritte, die darauf abzielen, Kompetenzen zu erwerben.

Extrinsisch motiviert sind
- Aktivitäten, welche ihren Anreiz in erster Linie aus den Ergebnisfolgen und der Aufmerksamkeit hierfür beziehen,
- Aktivitäten, bei denen die Handelnden sich als von außen bestimmt erleben,
- Aktivitäten, die darauf abzielen, Kompetenzen im Leistungsvergleich mit anderen Menschen zu demonstrieren („Performanzzielorientierung“).

Bei einem Überwiegen der extrinsischen Motivation erleben Patient:innen ihre Identität durch die Bewunderung und Aufmerksamkeit anderer Menschen. Ihre Identität ist somit *kontingent*. Hieraus erklären sich auch die häufigen Wechsel in ihren Überzeugungen, Interessen und Werten, denn diese richten sich primär nach der Reaktion der Umwelt und nicht nach einem tiefergehenden Interesse beziehungsweise stabilen Werten.

Fallbeispiel

Pat.: „Ich habe eigentlich keine festen Überzeugungen. Wenn jemand z. B. von den Vorzügen des Internets schwärmt, dann halte ich ihm die Nachteile dessen vor. Treffe ich jedoch auf einen Kritiker des Internets, dann versuche ich ihm dessen Vorteile zu erklären. Hauptsache, ich bin anderer Meinung und falle dadurch auf!“

Vernachlässigung von Interessen, Hobbys, Freundschaften

Aufgrund ihres geringen Interesses für Erlebnisse ohne performativen oder kompetitiven Charakter werden Tätigkeiten, die nur zur eigenen Zufriedenheit ausgeführt werden, selten lange durchgehalten. Wichtige Bereiche der Identitätsbildung, wie z. B. persönliche Interessen, Hobbys und Freundschaften, werden dadurch vernachlässigt, es sei denn, dass diese ihre narzisstischen Bedürfnisse nach Erfolg, Anerkennung oder sozialen Status befriedigen.

Die Tragik narzisstischer Patient:innen bei ihrem Streben nach Selbstwert besteht also darin, dass ihre übertriebenen Bemühungen um Aufmerksamkeit und Anerkennung verhindern, dass sie ein positives Feedback für authentische Handlungen erhalten, welches zur Bildung einer Identität und eines stabilen Selbstwertgefühls notwendig ist. Dadurch verkümmert ihre Persönlichkeit hinter ihrer narzisstischen Maske, welche ihnen nur ein instabiles, d.h. kontingentes Selbstwertgefühl ermöglicht.

1.2.3 Suizidalität

Hohes Suizidrisiko

Narzisstische Patient:innen weisen mit ca. 8 bis 14 % ein nicht zu unterschätzendes Suizidrisiko auf, wobei komorbide psychische Störungen und Alkoholmissbrauch zusätzliche Risikofaktoren darstellen. Im Gegensatz zu Borderline-Patient:innen zeigen sie aber selten Suizidversuche oder parasuizidale Gesten, sprechen seltener von Suizidgedanken oder drohen mit Suizid, was Therapeut:innen jedoch nicht in falscher Sicherheit wiegen darf. Die Suizidversuche narzisstischer Patient:innen sind weniger impulsiv, sondern eher geplant und häufiger von einer erschreckend konsequenten Durchführung und damit höheren Letalität geprägt.

Die suizidalen Gedanken sind Ausdruck einer komplexen Psychodynamik, bei welcher es um die Bewältigung von Selbstwertkrisen, Wiedererlangung von Handlungsfähigkeit und Macht sowie Ausdruck aggressiver Impulse geht. Häufig wird die Suizidalität durch Kränkungen ausgelöst, also Ereignissen, welche zu einem Einbruch des Selbstwerterlebens führen und mit intensiven Schamgefühlen einhergehen (z.B. Jobverlust, Verlassenwerden, öffentliche Kritik bzw. Herabsetzung). Der Suizid erscheint dann als die letzte Möglichkeit, wieder handlungsfähig zu werden und Stärke zu zeigen.

Nach einem Suizidversuch bedarf es der besonderen Beobachtung der:des Patient:in, da das von ihr:ihm empfundene Scheitern des Suizidversuches als Schwäche erlebt wird und deshalb wiederum zu einer Verstärkung von Suizidgedanken führen kann.

Suizidgedanken können protektiv sein

Suizidgedanken können aber paradoxerweise auch einen protektiven Effekt in Bezug auf Suizidversuche haben. Dies erklärt sich daraus, dass bei einem Einbruch des Selbstwertgefühls und bei Gefühlen von Hilflosigkeit und Ohnmacht Suizidgedanken mit einem Gefühl von Kontrolle und Macht einhergehen. Somit können die Patient:innen sich mit Suizidgedanken stabilisieren, was jedoch nicht bedeutet, dass man diese deshalb nicht ernst nehmen muss.

1.2.4 Grandioser und vulnerabler Narzissmus

Grandioser, vulnerabler und exhibitionistischer Typ

Eine empirische Studie fand unter den narzisstischen Patient:innen, welche sich in Psychotherapie begeben, drei Subtypen: (1) Einen grandiosen Typ, (2) einen vulnerablen Typ und (3) einen exhibitionistischen Typ mit hohem Funktionsniveau (Russ, Shedler, Bradley & Weston, 2008).

Unter dem exhibitionistischen Typ versteht man erfolgreiche narzisstische Personen, welche man folglich eher selten im therapeutischen Setting antrifft.

Am bekanntesten ist der grandiose Typ des Narzissmus, der den Kriterien des rein deskriptiven diagnostischen Ansatzes des DSM-5 entspricht. Diese Konzeptualisierung der NPS im DSM-5 ist aber einseitig und irreführend, denn der grandiose Typ ist nur die bekanntere Facette der narzisstischen Problematik.

Klinisch von größerer Bedeutung ist der vulnerable Typ (auch verdeckter oder hypervigilanter Typ genannt), dessen narzisstische Symptomatik auf den ersten Blick nicht offensichtlich ist (Lammers, 2019). Patient:innen vom vulnerablen Typ sind geprägt von einem niedrigen Selbstwertgefühl, Dünnhäutigkeit bzw. Empfindsamkeit in Bezug auf Kritik, Ängsten in sozialen Beziehungen, sozialer Vermeidung, Schamgefühlen, Neigung zu Depressivität und einem Gefühl der inneren Leere und Sinnlosigkeit. Die Gefahr der Suizidalität ist bei diesen Patient:innen ausgeprägter als beim grandiosen Typ.

Zurückhaltendes, schüchternes Auftreten

Vulnerable Patient:innen erscheinen im ersten Kontakt eher zurückhaltend, oftmals schüchtern oder sogar depressiv und werden deshalb nicht mit Narzissmus in Verbindung gebracht. Hinter dieser Fassade weisen sie aber einen extremen Selbstbezug und eine geringe Empathie auf, haben Größenfantasien und erwarten insgeheim Anerkennung und Bewunderung bzw. sind über deren Ausbleiben frustriert.

Merke

Im therapeutischen Alltag ist der vulnerable Typ häufiger, wird aber eher übersehen, da die Patient:innen nach außen keine prominenten narzisstischen Persönlichkeitseigenschaften zeigen.

Das Erscheinungsbild des vulnerablen Typs erklärt sich durch die große emotionale Vulnerabilität und das bewusste Erleben von Schamgefühlen der Betroffenen, welche sie mehr als die grandiosen Patient:innen verletzbar für Kränkungen und Misserfolge macht. Ihre oberflächliche Schüchternheit und Fokussierung auf das Gegenüber, welche der Vermeidung von Kritik und Beschämung dient, sollten dabei nicht über ihre geringe Empathie und ihre häufig anzutreffende emotionale Kälte hinwegtäuschen. Innerlich sind sie fortlaufend mit ihren narzisstischen Fantasien und der Überprüfung der Umwelt auf die ersehnte Anerkennung bzw. deren Gegenteil, eine mögliche Kritik, Ablehnung oder Beschämung beschäftigt.

Fallbeispiel

Der 37-jährige Patient kommt mit der Diagnose einer Depression auf Station. Im Kontakt mit dem therapeutischen Personal verhält er sich eher angepasst und klagsam. Doch schon bald kommt es zu Spannungen zwischen ihm und den anderen Patient:innen, von denen er sich ausgeschlossen und bevormundet fühlt. Darüber hinaus fängt er an, seinem Therapeuten Vorwürfe zu machen, da ihm dessen Therapieangebot nicht ausreichend erscheint. Hierzu näher befragt, moniert er, dass er kein durchschnittlicher Patient so wie die anderen sei und er eben ein individuelles Therapieprogramm bräuchte. In der wenig später erhobenen Fremdanamnese beschreibt ihn seine Partnerin als egoistisch, anspruchlich und wenig liebevoll.

Vulnerabler Typ häufiger in Psychotherapie

Patient:innen vom vulnerablen Typ werden häufiger als Patient:innen vom grandiosen Typ bei Psychiater:innen oder Psychotherapeut:innen vorstellig und ihre Prognose bezüglich des Erfolges einer Psychotherapie ist vermutlich aussichtsreicher als die von Patient:innen des grandiosen Typs. Gleichwohl werden sie anfänglich häufiger als depressiv oder selbstunsicher fehldiagnostiziert, denn ihre narzisstischen Persönlichkeitseigenschaften treten erst beim näheren Kennenlernen in Erscheinung. Tabelle 2 zeigt, worin sich Patient:innen des grandiosen Typs von Patient:innen des vulnerablen Typs unterscheiden.

Tabelle 2: Grandioser und vulnerabler Typ im Vergleich

Grandioser Typ	Vulnerabler Typ
• Offene Anspruchshaltung, • grandiose Selbstdarstellung, • positive Affektivität, • will im Mittelpunkt stehen, • sucht Bewunderung von anderen, • Empathiemangel, • wenig Interesse an Mitmenschen, • weniger kränkbar durch Zurückweisung, • geringes Erleben von Scham, • geringes Erleben von Neid.	• Verdeckte Anspruchshaltung, • eher schüchtern bzw. bescheiden, • negative Affektivität, • vermeidet es, im Mittelpunkt zu stehen, • versucht Kritik und Kränkungen zu vermeiden, • oberflächliche Empathie, • hypervigilant für die Reaktion der Mitmenschen, • leicht kränkbar durch Zurückweisung, • häufiges Erleben von Scham, • häufiges Erleben von Neid.

Oszillieren zwischen grandiosem und vulnerablem Selbst

Alle narzisstischen Patient:innen weisen in der Regel ein vulnerables und ein grandioses Selbst auf, zwischen denen sie abhängig von dem Erfolg bzw. Misserfolg ihrer narzisstischen Strategien oszillieren (Pincus & Lukowitsky, 2010). Während bei einigen Patient:innen aber eher ein grandioses Selbst im Vordergrund steht (grandioser Typ), welches das vulnerable Selbst verdeckt, steht bei anderen das vulnerable Selbst im Vordergrund (vulnerabler Typ), hinter welchem sich ein grandioses Selbst verbirgt.

Unabhängig von dieser Typisierung haben Sachse, Sachse und Fasbender (2011) eine weitere Unterscheidung vorgeschlagen:

- erfolgreiche Patient:innen (autonom, leistungsfähig und erfolgreich),
- gescheiterte Patient:innen (wenig autonom, leistungsfähig und -bereit, jedoch temporär erfolglos) und
- erfolglose Patient:innen (wenig autonom, nicht leistungsfähig und -bereit, andauernd erfolglos).

Diese auf dem beruflichen Erfolg basierende Unterscheidung ist für die Erfolgsaussichten und die Zielsetzung der Psychotherapie sowie den Einsatz psychotherapeutischer Strategien von Bedeutung (vgl. Kap. 5.2).

1.2.5 Maligner Narzissmus

Eine schwere Form der narzisstischen Störung ist der von Kernberg (2006) beschriebene maligne Narzissmus, der sich jedoch nicht in einem offiziellen Diagnosesystem wiederfindet. Die Merkmale des malignen Narzissmus sind:

- Vorliegen einer narzisstischen Persönlichkeitsstörung,
- dissoziales Verhalten,
- ich-syntone Aggression oder Sadismus,
- starke paranoide Einstellung.

Hohe Kränkbarkeit, intensive Hass- und Rachegefühle

Patient:innen mit einem malignen Narzissmus sind sehr leicht kränkbar und können intensive und langanhaltende Hass- und Rachegefühle entwickeln. Dabei kommt erschwerend ihre Aggressivität hinzu, die sie sowohl gegen andere Menschen als auch insbesondere in Form von Suizidalität gegen sich selbst richten können. In ihrer Beziehung zu anderen Menschen gibt es für sie vereinfacht ausgedrückt nur (a) *Idioten* (welche sie ausnutzen und nicht weiter beachten), (b) *Feinde* (die sie bekämpfen) und (c) *Idole* (welche vollkommen unrealistisch gesehen und zumeist auch sehr schnell wieder fallen gelassen werden).

Ihre kognitive Empathie ist dabei aber teilweise sogar besser ausgeprägt als bei anderen Menschen. Diese Fähigkeit nutzen sie jedoch dafür, die Bedürfnisse und Motive anderer Menschen zu durchschauen, um sie dann besser für ihre Zwecke ausnutzen zu können. Professionelle Betrüger:innen weisen häufig diese Kombination an narzisstischen und dissozialen Eigenschaften auf, die sie leider allzu gut hinter einem charmanten und gewinnenden Äußeren zu verbergen wissen.

Patient:innen mit einem malignen Narzissmus sieht man in der Regel nicht in der täglichen Praxis, da sie extrem misstrauisch sind, sich nicht als therapiebedürftig erleben und sich deshalb selten freiwillig in Therapie begeben. Am häufigsten findet man sie in der Forensik und im Gefängnis.

Merke

Die Behandlung von Patient:innen mit einem malignen Narzissmus gehört am ehesten in die Hände von forensischen Psychiater:innen.

1.3 Diagnostische Kriterien der narzisstischen Persönlichkeitsstörung

Die NPS wird durch das DSM-5 definiert (APA/Falkai et al., 2018). Zur Diagnosestellung müssen mindestens fünf von den neun genannten Kriterien erfüllt sein:

Diagnostische Kriterien der Narzisstischen Persönlichkeitsstörung nach DSM-5[1]

1. Hat ein grandioses Gefühl der eigenen Wichtigkeit (z.B. übertreibt die eigenen Leistungen und Talente; erwartet, ohne entsprechende Leistungen als überlegen anerkannt zu werden).
2. Ist stark eingenommen von Fantasien grenzenlosen Erfolges, Macht, Glanz, Schönheit oder idealer Liebe.
3. Glaubt von sich, „besonders“ und einzigartig zu sein und nur von anderen besonderen oder angesehenen Personen (oder Institutionen) verstanden zu werden oder nur mit diesen verkehren zu können.
4. Verlangt nach übermäßiger Bewunderung.
5. Legt ein Anspruchsdenken an den Tag (d.h. übertriebene Erwartungen an eine besonders bevorzugte Behandlung oder automatisches Eingehen auf die eigenen Erwartungen).
6. Ist in zwischenmenschlichen Beziehungen ausbeuterisch (d.h. zieht Nutzen aus anderen, um die eigenen Ziele zu erreichen).

1 Abdruck erfolgt mit Genehmigung aus der deutschen Ausgabe des Diagnostic and Statistical Manual of Mental Disorders, Fifth Edition © 2013, Dt. Ausgabe: © 2018, American Psychiatric Association. Alle Rechte vorbehalten.

7. Zeigt einen Mangel an Empathie: Ist nicht willens, die Gefühle und Bedürfnisse anderer zu erkennen oder sich mit ihnen zu identifizieren.
8. Ist häufig neidisch auf andere oder glaubt, andere seien neidisch auf ihn/sie.
9. Zeigt arrogante, überhebliche Verhaltensweisen oder Haltungen.

In Abgrenzung zu stark ausgeprägten narzisstischen Persönlichkeitseigenschaften gesunder Menschen muss für die Diagnose einer NPS die betreffende Person einen bedeutsamen Leidensdruck bzw. Beeinträchtigung in wichtigen Funktionsbereichen erleben.

In der ICD-10 (Dilling, Mombour, Schmidt & Schulte-Markwort, 2011) wird die NPS nicht als eigenständige Diagnose aufgeführt, sondern unter der Rubrik *Sonstige spezifische Persönlichkeitsstörungen (F60.8)* geführt. In der neuen ICD-11 wird diese Diagnose der NPS ebenfalls nicht zu finden sein, da hier die kategorielle Diagnostik sämtlicher Persönlichkeitsstörungen grundsätzlich abgeschafft wird (bis auf die Diagnose der Borderline-Persönlichkeitsstörung).

Dimensionales Modell im ICD-11

In der ICD-11 wird vielmehr ein dimensionaler diagnostischer Ansatz verfolgt, der an die Stelle von Kategorien die differenzierte Beschreibung der gestörten Persönlichkeitseigenschaften stellt.

Zur Diagnose einer Persönlichkeitsstörung nach ICD-11 müssen die folgenden allgemeinen Kriterien erfüllt sein:

- Vorliegen einer andauernden Funktionsbeeinträchtigung in Aspekten
  - des Selbst (d.h. Identität, Selbstwert, Richtigkeit des Selbstbildes, Selbststeuerung) und
  - der Beziehungsgestaltung (d.h. Fähigkeit, nahe und wechselseitig befriedigende Beziehungen zu entwickeln und aufrechtzuerhalten, die Perspektive anderer einnehmen zu können sowie Konflikte adäquat lösen zu können).
- Die Störung manifestiert sich in unangepassten Mustern von Kognitionen, emotionalem Erleben, emotionalem Ausdruck sowie Verhalten.
- Die Störung soll mindestens zwei Jahre vorliegen.
- Die Störung geht mit erheblichem Leiden und gravierenden Funktionsbeeinträchtigungen im persönlichen, familiären, sozialen, Ausbildungs- oder Berufskontext oder in anderen Bereichen einher.

Der Schweregrad der Störung wird anhand des Ausmaßes der Funktionsbeeinträchtigung und deren klinischen Manifestationen (kognitiv, emotional und im Verhalten) dreistufig skaliert:

- Eine *leichtgradige Persönlichkeitsstörung* liegt vor, wenn die Funktionsbeeinträchtigungen auf spezifische Lebensbereiche begrenzt sind und einige soziale und berufliche Rollen aufrechterhalten werden können. Die spezifischen klinischen Manifestationen sind von leichtem Schweregrad und gehen nicht mit bedeutsamem Schaden für sich selbst oder andere einher.

- Eine *mittelgradige Persönlichkeitsstörung* liegt vor, wenn sich die Funktionsbeeinträchtigungen auf mehrere Lebensbereiche auswirken. Die spezifischen klinischen Manifestationen sind von mäßigem Schweregrad und können gelegentliche selbst- oder fremdschädigende Verhaltensweisen einschließen.
- Eine *schwergradige Persönlichkeitsstörung* liegt vor, wenn die Funktionsbeeinträchtigungen in einer Weise ausgeprägt sind, dass sie mit der Erfüllung sozialer Erwartungen unvereinbar sind und sich auf so gut wie alle Lebensbereiche erstrecken. Sie manifestiert sich oft auch als selbst- und/oder fremdschädigende Verhaltensweisen.

Prominente Persönlichkeitseigenschaften

In Ergänzung zum Schweregrad können in einem weiteren Schritt sogenannte prominente Persönlichkeitsmerkmale beschrieben werden, die in besonderer Weise zu den Funktionsbeeinträchtigungen beitragen. Abgeleitet aus dem Fünf-Faktoren-Modell der Persönlichkeit (Borkenau & Ostendorf, 2008) werden die folgenden Merkmale unterschieden:

- negative Affektivität,
- Dissozialität,
- Enthemmung,
- Zwanghaftigkeit,
- Distanziertheit.

Für narzisstische Patient:innen könnte die Diagnostik nach der ICD-11 z.B. die folgenden Funktionseinschränkungen ergeben:

- *Identität:* Übermäßiger Vergleich mit anderen zur Selbstdefinition und Selbstwertregulation; übertriebene Selbstüberschätzung (grandioser Typ) oder Selbstunterschätzung (vulnerabler Typ) oder schwankend zwischen den Extremen; die Emotionsregulation hängt stark von Fluktuationen im Selbstwertgefühl ab.
- *Selbststeuerung:* Die persönliche Zielsetzung orientiert sich am Erlangen von Anerkennung durch andere; die persönlichen Maßstäbe sind unangemessen hoch, um sich als außergewöhnlich erleben zu können; die Person ist sich oftmals eigener Motivationen nicht bewusst.
- *Empathie:* Eingeschränkte Fähigkeit, die Gefühle und Bedürfnisse anderer Personen zu erkennen oder sich mit ihnen zu identifizieren; übertriebene Ausrichtung auf die Reaktionen anderer, jedoch nur, wenn diese als wichtig für die eigene Person betrachtet werden; Über- oder Unterschätzung der eigenen Wirkung auf andere.
- *Nähe:* Zwischenmenschliche Beziehungen sind weitgehend oberflächlich und dienen der Selbstwertregulation; die Gegenseitigkeit ist eingeschränkt durch geringes echtes Interesse an den Erfahrungen anderer und durch das vorherrschende Bedürfnis nach persönlichem Gewinn.

Für die prominenten Persönlichkeitsmerkmale könnte sich beispielweise die folgende Konstellation ergeben:

- *Negative Affektivität:* Negativistisch, misstrauisch, ein geringes Selbstwertgefühl (dies gilt insbesondere für narzisstische Patient:innen vom vulnerablen Typ), heftige Wutaffekte.
- *Dissozialität:* Selbstbezogenheit und ein Mangel an Empathie.
- *Enthemmung:* Impulsivität und Rücksichtslosigkeit.
- *Zwanghaftigkeit:* Perfektionistisches Verhalten.
- *Distanziertheit:* Angst vor Nähe mit Vermeiden von engen Beziehungen.

Erfassung des vulnerablen Typs mit ICD-11

Während der so wichtige Typ des vulnerablen Narzissmus mit den derzeitigen diagnostischen Systemen der ICD-10 und des DSM-5 nicht erfasst werden kann, gibt das alternative Modell nach ICD-11 die Möglichkeit, sowohl den grandiosen als auch den vulnerablen Subtyp der NPS zu beschreiben.

1.4 Epidemiologische Daten

Prävalenz ca. 1 %

Studien zur Prävalenz der NPS liefern durchaus unterschiedliche Ergebnisse (Lammers & Doering, 2018). Dies ist u.a. auf die fehlende Klarheit der Diagnose bzw. der diagnostischen Kriterien und den Einsatz unterschiedlicher Messverfahren zurückzuführen. Die Prävalenz schwankt in der Allgemeinbevölkerung nach verschiedenen Studien zwischen 0 und 6.2%, wobei die meisten Schätzungen bei 1% liegen (die Studie mit der auffallend hohen Prävalenz von 6.2% hatte eine niedrigere diagnostische Schwelle als andere Studien angesetzt). Die Wahrscheinlichkeit der Diagnose des grandiosen Typs ist bei Männern höher als bei Frauen. Obgleich aus klinischer Sicht der Eindruck besteht, dass der vulnerable Typ häufiger bei Frauen vorkommt, so lässt sich dies durch Studien bislang nicht belegen.

Im Behandlungssetting wurde die Prävalenz der NPS zwischen 1.3 und 17% in der klinischen Population und 8.5 und 20% in der ambulanten Population angegeben (Lammers & Doering, 2018). Patient:innen mit der subsyndromalen Ausprägung einer NPS und solche mit hochgradig ich-syntoner NPS werden jedoch trotz ihrer klinischen Relevanz in den Studien nicht erfasst. Zudem zeigen narzisstisch gestörte Patient:innen oftmals gerade zum Beginn der Psychotherapie eher ihre vulnerable Seite mit Schamgefühlen, Einsamkeit, innerer Leere, sozialen Ängsten und angepasstem Verhalten. Ihre grandiose Seite kommt erst später zum Vorschein, sodass sie zu Behandlungsbeginn nicht die Diagnose der NPS erfüllen. Auch wurde in den Studien der vulnerable Typ nicht erfasst, sodass die Prävalenz von Patient:innen mit einer klinisch bedeutsamen narzisstischen Störung durch Studien auf Grundlage der DSM-5-Kriterien unterschätzt wird.

Männer weisen im Vergleich zu Frauen etwas doppelt so häufig eine NPS auf. Allerdings besteht die Gefahr einer geschlechtsspezifischen diagnostischen Verzerrung: Fallvignetten von Patient:innen mit gleichen Symptomen führen bei männlichen Patienten häufiger zur Diagnose einer NPS, obgleich die Fallvignette die Kriterien der histrionischen Persönlichkeitsstörung beschreibt. Weibliche Patientinnen mit einer narzisstischen Fallvignette bekommen hingegen häufiger als männliche Patienten eine histrionische Persönlichkeitsstörung diagnostiziert.

1.5 Verlauf und Prognose

Der Verlauf und die Prognose einer narzisstischen Störung ist zum einen von individuellen Faktoren abhängig, zum anderen spielen Umweltfaktoren eine gewichtige Rolle.

Ungünstige Verlaufsmerkmale

Zu den negativen individuellen Prädiktoren für den allgemeinen Verlauf und auch den Verlauf einer Psychotherapie gehören nach Kernberg (2006) insbesondere:

- jüngeres Alter,
- chronisches berufliches Versagen trotz höherer Schulbildung und entsprechender Fähigkeiten aufgrund einer geringen Leistungsmotivation bzw. -fähigkeit,
- im Vordergrund stehende Arroganz, insbesondere gegenüber der:dem Therapeut:in.
- Autodestruktivität (z. B. Suizidversuche, Autoaggression, Abbruch privater Beziehungen),
- dissoziale Züge bzw. maligner Narzissmus,
- Verdrängung von Abhängigkeitsbedürfnissen,
- ein hoher primärer oder sekundärer Krankheitsgewinn,
- Drogen- und Alkoholmissbrauch.

Darüber hinaus hängen die Ausprägung der Symptomatik und der Leidensdruck der Betroffenen und damit auch ihre Prognose davon ab, inwieweit sie über ein Lebensumfeld verfügen, welches ihre narzisstischen Eigenschaften toleriert und wohlmöglich sogar begünstigt. In dem Fall können sie mit ihren narzisstischen Strategien erfolgreich sein und damit Einbrüche im Selbstwerterleben und einen Leidensdruck vermeiden.

Je ausgeprägter jedoch die narzisstischen Persönlichkeitseigenschaften sind und je instabiler das Selbstwertgefühl, desto eher können Ereignisse wie Trennungen, Misserfolg und Zurückweisung zu einer raptusartigen Verschlechterung führen.

Fallbeispiel

Der 47-jährige Patient war als Schauspieler in einer bekannten Vorabendserie zwar nur in einer Nebenrolle tätig, doch hatte er hierdurch eine gewisse Popularität, sodass er zu seiner Freude auf der Straße erkannt wurde. Doch eines Tages beschloss der Regisseur seinen sogenannten Serientod. Infolgedessen fand der Patient sich plötzlich arbeitslos und sein Gesicht geriet in der Öffentlichkeit schnell in Vergessenheit. Dies stellte bei seiner narzisstischen Persönlichkeitsstruktur für ihn eine nicht zu überwindende Kränkung dar, welche schließlich zu einem kompletten sozialen Rückzug und einer zunehmenden Alkoholabhängigkeit führte.

Interessanterweise konnte eine Studie eine zeitliche Instabilität der Diagnose einer NPS nachweisen (Vater et al., 2014). Etwa 50 % der Patient:innen mit einer NPS erfüllten nach zwei bzw. drei Jahren Follow-up nicht mehr die kategorialen Kriterien der Diagnose. Allerdings blieben die narzisstischen Persönlichkeitseigenschaften stabil vorhanden.

Merke

Während die ICD-10 den Beginn der Persönlichkeitsstörung im jungen Erwachsenenalter fordert, ist das Zeitkriterium in der ICD-11 nur noch 2 Jahre. Hierdurch kann die Diagnose einer Persönlichkeitsstörung auch gestellt werden, wenn eine:ein Patient:in bis ins Erwachsenenalter trotz einer entsprechenden Persönlichkeitsstruktur nicht die entsprechenden Kriterien erfüllt hat, aber infolge von äußeren oder inneren Entwicklungen diese dann über einen Zeitraum von mindestens zwei Jahren aufweist (wie im obigen Fallbeispiel).

1.6 Differenzialdiagnosen

Emotional instabile und dissoziale Störungen

Borderline-Störung. Das klinische Erscheinungsbild einer NPS kann dem einer Borderline-Persönlichkeitsstörung ähneln und nicht selten besteht eine Komorbidität. Während jedoch narzisstische Patient:innen andere Menschen als Bestätigung ihrer Selbstidealisierung brauchen, erhoffen sich Borderline-Patient:innen von diesen die Rettung vor der Einsamkeit und dem Verlassenwerden und weisen dabei keine Selbstidealisierung auf. Patient:innen mit einer NPS zeigen auch nicht die bekannten Anspannungszustände, selbstschädigendes Verhalten und Suiziddrohungen bzw. Suizidhandlungen, wie sie von Borderline-Patient:innen bekannt sind.

Dissoziale Persönlichkeitsstörung. Beide Patient:innengruppen weisen eine egoistische Haltung auf und neigen dazu, ihre Mitmenschen auszunutzen. Dabei zeigen dissoziale Patient:innen aber keine Selbstidealisierung und suchen weniger nach Aufmerksamkeit und Anerkennung, als dass sie durch gewalttätige bzw. kriminelle Verhaltensweisen ihre ausbeuterischen Ziele zu erreichen versuchen.

Histrionische Persönlichkeitsstörung. Diese Patient:innen suchen ebenfalls nach Aufmerksamkeit und wollen im Mittelpunkt stehen. Ihnen fehlen aber die unrealistische Selbstidealisierung, die Empathiearmut sowie das Ausnutzen anderer Menschen und deren Abwertung.

Zwanghafte Persönlichkeitsstörung. Diese Patient:innen streben auch nach Perfektionismus, weisen aber keine Selbstidealisierung auf und stehen nicht gerne im Mittelpunkt. Außerdem stellen sie ihre hohen Ansprüche immer auch an sich selbst, was bei narzisstischen Patient:innen nicht regelhaft der Fall ist.

Selbstunsichere Persönlichkeitsstörung. Diese Patient:innen können narzisstischen Patient:innen vom vulnerablen Typ dahingehend ähneln, dass ihr Auftreten auch eher zurückhaltend und kontaktvermeidend ist. Auch weisen selbstunsichere Patient:innen häufig eine leichte Kränkbarkeit auf, was zur vorschnellen Diagnose einer NPS führen kann. Jedoch haben selbstunsichere Patient:innen kein Empathiedefizit, keine verdeckte Selbstidealisierung und auch keine überhöhte Anspruchshaltung.

Paranoide Persönlichkeitsstörung. Diese Patient:innen weisen ebenfalls Selbstbezogenheit, querulatorische Züge und Empathiearmut auf. Sie zeigen aber keine Selbstidealisierung und suchen auch nicht primär nach Bewunderung.

Bipolare Störung. Im Rahmen einer Manie treten auch Selbstüberschätzung und Größenideen auf, welche sich jedoch auf die Krankheitsphase beschränken und mit anderen Symptomen wie Logorrhö, Schlafstörungen oder einer gesteigerten Psychomotorik einhergehen.

Merke

Differenzialdiagnostische Überlegungen bezüglich anderer kategorialer Persönlichkeitsstörungen werden mit der neuen ICD-11 hinfällig bzw. durch eine differenzierte Beschreibung ersetzt.

Chronische Depression

Chronische Depression. Schwierigkeiten bereitet nicht selten die Abgrenzung einer NPS von einer chronischen Depression, welche fälschlicherweise häufig bei erfolglosen narzisstischen Patient:innen insbesondere vom vulnerablen Typ diagnostiziert wird. Die Erfolglosigkeit führt zu massiven Einbußen im Selbstwertgefühl mit verstärkten Schamgefühlen, einem sozialen Rückzug und einem klinischen Erscheinungsbild, das häufig als chronische Depression fehldiagnostiziert wird. Da diese Diagnose einen hohen primären als auch sekundären Krankheitsgewinn darstellt, identifizieren sich die Patient:innen leicht hiermit und halten oftmals daran fest, wenn ihre Therapeut:innen diese Diagnose hinterfragen.

Merke

Patient:innen mit einer chronischen Depression sollten auf das Vorliegen einer NPS, insbesondere vom erfolglosen bzw. vom vulnerablen Typ, hin untersucht werden.

1.7 Komorbidität

Die komorbiden Erkrankungen spielen eine wichtige Rolle in der therapeutischen Praxis, da narzisstische Patient:innen regelhaft derentwegen in Therapie kommen. Deshalb ist es ratsam, bei Patient:innen mit einer Achse-I-Störung nicht nur an eine zugrunde liegende Borderline-Störung oder selbstunsichere Persönlichkeitsstörung zu denken, sondern auch auf Anzeichen einer narzisstischen Störung zu achten.

In einer umfangreichen Studie wurde die folgenden *Lebenszeitprävalenzen* für komorbide Erkrankungen für Patient:innen mit einer NPS festgestellt (Stinson et al., 2008):

- 49.5 % affektive Störungen,
  - 20.6 % depressive Erkrankungen,
  - 20.1 % bipolare Störungen,
- 54.7 % Angsterkrankungen,
- 64.2 % Abhängigkeitserkrankungen,
- 62.9 % Persönlichkeitsstörungen, davon 37.0 % Borderline-Störung.

Unterschiedliche Komorbiditäten beim grandiosen und vulnerablen Typ

Vulnerable Patient:innen weisen häufiger Depressionen und Angsterkrankungen sowie Suizidalität auf, während bei grandiosen Patient:innen häufiger eine Substanzabhängigkeit und eine antisoziale bzw. eine paranoide Persönlichkeitsstörung zu finden sind. Komorbide Störungen sind ernst zu nehmen, weil sie mit größeren funktionalen Einbußen und einem erhöhten Suizidrisiko verbunden sind.

Merke

Man sollte bei narzisstischen Patient:innen (wie auch bei Patient:innen mit einer anderen Persönlichkeitsstörung) vorsichtig mit der allzu leichtfertig vergebenen Diagnose einer komorbiden Depression sein. Symptome, wie z. B. Traurigkeit, Verzweiflung, Dysphorie, Gefühl der Sinnlosigkeit und sogar Suizidalität, sind nicht gleichbedeutend mit einer Depression. Vielmehr sind sie oftmals

Ausdruck des Leidens an der eigenen Persönlichkeit und deren psychosozialen Folgen, wie es in den Diagnostiksystemen ja auch für eine Persönlichkeitsstörung gefordert wird. Diese differenzierte Betrachtungsweise hat unmittelbare therapeutische Konsequenzen, da bei der Fehldiagnose einer komorbiden Depression allzu schnell ein Behandlungsversuch mit einem Antidepressivum unternommen wird. Dieser und auch weitere medikamentöse Behandlungsversuche bleiben aber frustran und lenken Patient:in und Therapeut:in von der notwendigen psychotherapeutischen Arbeit ab, da die Hoffnung auf eine Besserung auf die Wirkung des Medikamentes attribuiert wird.

1.8 Diagnostische Verfahren und Dokumentationshilfen

Es existieren eine Reihe von Selbstratingfragebögen, welche allerdings nicht für die Diagnostik der NPS validiert sind, sondern der Erfassung von narzisstischen Persönlichkeitseigenschaften bei gesunden Menschen dienen. Dennoch können sie unter Umständen sinnvoll für die Erfassung narzisstischer Problembereiche zum Einsatz kommen.

Narzissmus-Persönlichkeitsinventar (NPI)

Aus dem angloamerikanischen Raum kommt das Narzissmus-Persönlichkeitsinventar (NPI), welches in einer deutschen Version vorliegt (Schütz, Marcus & Sellin, 2004). Die Faktoren des NPI sind in Tabelle 3 mit entsprechenden Beispielitems dargestellt.

Tabelle 3: Faktoren des NPI

Faktor	Beispielitem
1. Autorität	„Ich betrachte mich als Führungspersönlichkeit."
2. Selbstsuffizienz	„Ich übernehme gerne die Verantwortung, wenn Entscheidungen getroffen werden müssen."
3. Superiorität	„Ich bin ein außergewöhnlicher Mensch."
4. Exhibitionismus	„Wenn ich Gelegenheit bekomme, stelle ich mich gerne zur Schau."
5. Ausbeutung	„Es ist relativ leicht für mich, andere zu manipulieren."
6. Eitelkeit	„Ich betrachte mich gerne im Spiegel."
7. Anspruchsdenken	„Ich bin erst zufrieden, wenn ich das bekomme, was ich wollte."

Das NPI erfasst ausschließlich die grandiose Seite des Narzissmus, während das Pathological Narcissism Inventory (PNI) zur Erfassung sowohl grandioser als auch vulnerabler narzisstischer Persönlichkeitseigenschaften entwickelt wurde (Pincus & Lukowitsky, 2010). Allerdings gibt es noch keine offizielle deutsche Version des PNI.

SCID-5-PD und IPDE

Zur interviewbasierten standardisierten Diagnostik einer NPS gibt es das Strukturierte Klinische Interview für DSM-5 – Persönlichkeitsstörungen (SCID-5-PD) und die International Personality Disorder Examination/ICD-10 Modul (IPDE). Beide Interviews beschränken sich auf die Abklärung der diagnostischen Kriterien einer NPS, welche ausschließlich dem grandiosen Typ entsprechen, während Aspekte des vulnerablen Typ hiermit nicht erfasst werden können.

2 Störungstheorien und Entstehungsmodelle

Zu den Entstehungsfaktoren von Persönlichkeitseigenschaften wie auch Persönlichkeitsstörungen werden zum einen entwicklungspsychologische Bedingungen, soziale Verstärkungsmechanismen und Umweltfaktoren gerechnet und zum anderen konstitutionelle, d.h. genetische Eigenschaften, welche sich insbesondere in den Temperamentsunterschieden zeigen. Das Zusammenspiel dieser Faktoren führt dann zu der individuellen Ausprägung der Persönlichkeit, welche durch Instrumente wie dem NEO-PI-R (Big Five) erfasst werden kann (Borkenau & Ostendorf, 2008). Man spricht diesbezüglich von einem biopsychosozialen Modell.

Wenig Forschung bezüglich der Ätiologie

Der Stand der Forschung zur Entstehung der NPS ist rudimentär, da ein entsprechendes prospektives Studiendesign sehr aufwändig ist. Insofern nimmt es kein Wunder, dass es bis dato keine einzige prospektive Studie zur NPS gibt, welche insbesondere den Einfluss von Erziehung und frühen Bindungserfahrungen untersucht hätte.

Die wenigen prospektiven Studien seitens der Sozialpsychologie, welche sich mit der Frage nach psychosozialen Einflussfaktoren auf narzisstische Persönlichkeitseigenschaften beschäftigen, beziehen sich ausschließlich auf gesunde Personen. Die Ergebnisse dieser Studien dürfen aber nicht ohne Weiteres auf Patient:innen mit einer NPS angewendet werden, sodass hier viele Fragen offenbleiben. Es erscheint nach heutigem Wissensstand eher wahrscheinlich, dass es Unterschiede bezüglich der Entstehungsbedingungen narzisstischer Persönlichkeitseigenschaften bei gesunden Menschen und bei narzisstischen Patient:innen gibt. Die Theorien zur Entstehung der NPS beruhen bislang alleinig auf einer retrospektiven Betrachtung der problematischen Beziehungserfahrungen in der Lerngeschichte in Form von Einzelfallberichten.

2.1 Neurobiologie

Der konsistenteste Befund zur Entstehung der NPS kommt aus genetischen Untersuchungen. Zwillingsstudien ergaben eine Erblichkeit von ca. 50 bis 70 %, womit die NPS eine der höchsten genetische Komponenten von allen Persönlichkeitsstörungen aufweist (Torgersen, 2021).

Hohe genetische Komponente

Was genau sich hinter dieser genetischen Komponente verbirgt, ist jedoch noch nicht geklärt. Man kann allenfalls z. B. über eine besondere Sensitivität des dopaminergen Belohnungssystems und dadurch auf Temperamentsfaktoren (z. B. Extravertiertheit, Offenheit für neue Reize) und andere neurobiologische Veränderungen spekulieren.

Sehr wenige Studien haben sich bislang mit hirnmorphologischen Auffälligkeiten bei narzisstischen Patient:innen beschäftigt. Zusammenfassend konnten strukturelle Defizite in der Insula, in den rechten präfrontalen und den bilateral medial-präfrontalen Hirnregionen der grauen Substanz gefunden werden (Röpke & Nadic, 2021). Da die anteriore Region in der Insula für das Erleben von Empathie notwendig ist, ist das Ergebnis einer Studie an Patient:innen mit einer NPS von besonderem Interesse, welche eine Korrelation zwischen deren Empathievermögen und strukturellen Defiziten in dieser Region fand. Hierzu passend ist der Befund, dass die Hirnaktivierung während einer Aufgabe zum Empathievermögen eine verminderte Aktivierung in der rechten vorderen Inselrinde bei gesunden Proband:innen mit hohen Narzissmus-Werten zeigt. Dieser Befund passt zu dem Ergebnis einer anderen Studie (Röpke & Vater, 2014), welche zeigt, dass Patient:innen mit einer NPS die Gefühle, Gedanken und Absichten anderer gut einschätzen können (kognitive Empathie), jedoch über weniger Mitgefühl verfügen (emotionale Empathie).

Strukturelle Defizite in der Insula

2.2 Soziale Einflussfaktoren

Gemäß dem biopsychosozialen Modell stellt sich beim Narzissmus die Frage nach sozialen Einflussfaktoren. Hier wird insbesondere häufig diskutiert, ob gerade die moderne westliche Gesellschaft, welche im Gegensatz zu asiatischen Gesellschaften einen großen Wert auf Individualität legt, mit einer Zunahme an narzisstischen Eigenschaften einhergeht bzw. diese bewirkt. Auch wenn in den Augen der Öffentlichkeit kein Zweifel daran besteht, dass der

Keine Zunahme des Narzissmus

Narzissmus in den letzten Dekaden deutlich zugenommen hat, so sprechen jedoch die Ergebnisse der Wissenschaft nicht zwingend dafür.

Während initiale metaanalytische Studien eine Zunahme an narzisstischen Persönlichkeitseigenschaften, gemessen mit dem NPI, in der Normalbevölkerung fanden, verschwand dieser Effekt bei erneuten metaanalytischen Untersuchungen, welche die initialen Datensätze mit Daten neuerer Studien ergänzten (Wetzel et al., 2017). Auch kann ein Anstieg der Werte auf dem NPI über die letzten Dekaden auch positive Ursachen haben, da er zeitlich mit der weiblichen Emanzipation korreliert. Der öffentliche Eindruck, dass Narzissmus in einer bedenklichen Art und Weise zugenommen hat, mag u. a. daran liegen, dass histrionische Verhaltensweisen (im Mittelpunkt stehen, Aufmerksamkeit erregen, oberflächliche Affekte etc.), welche gerade durch die modernen Medien stark zugenommen haben, fälschlicherweise als narzisstisch bezeichnet werden. Außerdem darf man kontextgebundene Verhaltensweisen (z. B. in sozialen Medien) nicht mit stabilen Persönlichkeitseigenschaften gleichsetzen. Dennoch konnte eine Studie ausgeprägtere grandiose narzisstische Persönlichkeitseigenschaften in der westdeutschen Bevölkerung im Vergleich zur ehemals ostdeutschen Bevölkerung feststellen (Vater, Moritz & Röpke, 2018). Ein Unterschied, welcher jedoch für die ostdeutsche Bevölkerung, die nach der Wende zur Schule gingen, nicht mehr feststellbar war.

Merke

Es gibt keine Studie, welche eine Zunahme der NPS über die letzten Dekaden untersucht hat und daher die Zunahme hätte bestätigen können. Die Behauptung, dass narzisstische Persönlichkeitseigenschaften in der modernen Gesellschaft zugenommen haben, muss anhand neuerer Studien zumindest infrage gestellt werden.

2.3 Psychologische Erklärungsmodelle

Wie bei anderen Persönlichkeitsstörungen auch, stellt sich die Frage nach den prägenden Einflüssen in der Lerngeschichte, insbesondere dem Einfluss der Eltern bzw. anderer früher Bezugspersonen, welcher zur Entstehung sogenannter maladaptiver Schemata und entsprechender Bewältigungsstrategien führen. Unter dem Schemabegriff werden hierbei grundlegende Organisationseinheiten psychischer Prozesse verstanden, die größtenteils automatisch und emotionsgesteuert stattfinden.

Im Wesentlichen gibt es zwei psychologische Erklärungsmodelle zum Narzissmus, welche offenkundig auch die unterschiedlichen Entwicklungsbedingungen für die Ausprägung narzisstischer Persönlichkeitseigenschaften bei gesunden Personen einerseits und Patient:innen mit einer NPS andererseits widerspiegeln.

2.3.1 Empathiearme, invalidierende, vernachlässigende Eltern

Aus dem klinisch-therapeutischen Bereich, welcher sich eher mit schwerer narzisstisch gestörten Patient:innen beschäftigt, kommt die Hypothese, dass empathiearme, invalidierende und vernachlässigende Eltern, welche ihrem Kind nur Aufmerksamkeit für besondere Leistungen bzw. Eigenschaften geben, die Entwicklung narzisstischer Eigenschaften fördern. Die fehlende unkonditionale Liebe und geringe Aufmerksamkeit, verbunden mit Kritik und Abwertung, rufen Emotionen wie Scham, Einsamkeit und Traurigkeit hervor, welche zusammen mit negativen Grundannahmen (z. B. „Ich bin nicht liebenswert") zur Entwicklung eines vulnerablen Selbst beitragen. Einen besonders großen Einfluss auf die Entwicklung eines vulnerablen Selbst haben überdies verbale, emotionale und physische Missbrauchserfahrungen durch die Eltern bzw. nahe Bezugspersonen.

Das Kind versucht das hierdurch bedingte niedrige Selbstwertgefühl zu kompensieren, indem es sich auf anderen Wegen die Aufmerksamkeit und Bewunderung der Eltern zu sichern versucht. Hierzu gehören Leistungen, Erfolge, besondere Eigenschaften und Fähigkeiten, was in einem grandiosen Selbst mündet. Letztlich handelt es sich hierbei aber um eine Ersatzbefriedigung, denn auf diese Art und Weise kann das Kind zwar die Aufmerksamkeit und Bewunderung der Eltern binden, jedoch nicht deren unkonditionale Liebe und Wertschätzung erhalten. Die Beachtung und Bewunderung sind kontingent, was in einem instabilen Selbstwertgefühl seinen Ausdruck findet.

Hieraus resultiert das gleichzeitige Vorliegen eines grandiosen und eines vulnerablen Selbst, welche in einem dynamischen Verhältnis zueinander stehen. Dies ist die Grundlage für das schematheoretische Konzept der narzisstischen Störung (vgl. Kap. 2.5).

Merke

Das Erklärungsmodell der empathiearmen, invalidierenden und vernachlässigenden Eltern wurde bislang nicht empirisch untersucht, sondern basiert auf retrospektiven Berichten der Betroffenen. Dennoch leitet sich aus den entsprechenden Erfahrungsberichten der Patient:innen der weitgehende Verzicht auf konfrontative Vorgehensweisen zugunsten einer empathischen Beziehungsgestaltung ab.

2.3.2 Idealisierung, Bewunderung und Verwöhnung

Die Sozialpsychologie hat ein gänzlich entgegengesetztes Modell hervorgebracht, welches sich jedoch alleinig auf die Entstehung narzisstischer Persönlichkeitseigenschaften bei gesunden Personen bezieht. Hier wird eine unrealistische Überbewertung des Kindes im Sinne der Idealisierung, Bewunderung und Verwöhnung durch dessen Eltern als wesentliche Ursache angenommen. Umgangssprachlich kann man von einem *Prinzen- bzw. Prinzessinnen-Modell* sprechen. Da diese Überwertung nicht kontingent ist, sich also nicht auf reale Leistungen oder Eigenschaften bezieht, entwickelt das Kind ein Größen-Selbst mit Einstellungen wie z. B. „Ich bin besser als die anderen" oder „Mir steht eine besondere Behandlung zu". Das Kind erwartet infolgedessen auch von allen anderen Menschen Bewunderung und eine bevorzugte Behandlung, weshalb es bei der nicht ausbleibenden Enttäuschung dieser Ansprüche im Leben außerhalb der Familie mit Frustrationen reagiert.

Dieses Prinzen- bzw. Prinzessinnen-Modell wird durch empirische Studien bei Normalpersonen unterstützt, wobei der Effekt jedoch klein ist (Brummelman, Thomaes, Nelemans & Bushman, 2015).

Außerfamiliäre Einflüsse wichtig

Studien lassen eher den Schluss zu, dass genetische Faktoren und außerfamiliäre Einflüsse (non-shared environment) einen größeren Einfluss auf die Entwicklung grandioser narzisstischer Eigenschaften haben (Torgersen, 2021).

2.4 Handlungs- und Selbstwertregulation

Die narzisstische Störung als eine pathologische Form der Selbstwertregulation stellt zusammen mit dem Entwicklungsmodell durch invalidierende, empathiearme, einseitig fordernde und strafende Eltern die Grundlage für das psychotherapeutische Störungsmodell bzw. Fallkonzept. Es basiert auf der Existenz und dem dynamischen Zusammenhang von positiven explizit-grandiosen und negativen implizit-vulnerablen Selbstrepräsentationen. Während das grandiose Selbst von überheblichem Stolz, Selbstidealisierung, einer hohen Anspruchshaltung etc. geprägt ist, weist das vulnerable Selbst Schamgefühle (das sogenannte inkompetente Selbst) und Traurigkeit bzw. Einsamkeitsgefühle (das sogenannte verlassene Selbst) auf.

Doppelte Handlungs- bzw. Selbstwertregulation

Sachse et al. (2011) sprechen von einer doppelten Handlungs- bzw. Selbstwertregulation, da das grandiose Selbst einer Hochregulation des Selbstwertgefühls dient, welches der negativen Selbstwertregulation durch das vulnerable Selbst entgegenwirkt. Das grandiose und das vulnerable Selbst stehen also in einem dynamischen Zusammenhang. Solange die Patient:innen Erfolg haben, anerkannt und bewundert werden und sich als einzigartig und überlegen erleben können, steht das grandiose Selbst im Vordergrund. Kommt es jedoch zu einem Misserfolg, einer Kritik oder Zurückweisung, gerät das vulnerable Selbst in den Vordergrund.

Der grandiose und der vulnerable Typ des Narzissmus unterscheiden sich bezüglich ihrer Selbstwertregulation. Patient:innen vom grandiosen Typ haben ein eher explizit hohes Selbstwertgefühl, hinter welchem sich qua ihres vulnerablen Teils ein implizit niedriges Selbstwertgefühl befindet. Somit drohen sie bei Kritik, Misserfolg, Zurückweisungen in einen vulnerablen Modus zu wechseln.

Patient:innen vom vulnerablen Typ hingegen haben bewusst mit Schamgefühlen, Einsamkeit, Traurigkeit und sozialen Ängsten zu kämpfen und somit ein explizit niedriges Selbstwertgefühl, welches aber mit eher impliziten Größenfantasien, einer Anspruchshaltung und mangelnder Empathie einhergeht. Sie können deshalb insbesondere im engeren Kontakt mit anderen Menschen durchaus in den grandiosen Modus wechseln.

2.5 Schematheoretisches Konzept

Vulnerables Selbst als maladaptives Schema

In der Schematherapie wird das vulnerable Selbst als maladaptives Schema bezeichnet, welches von negativen Emotionen wie Scham, Einsamkeit und Traurigkeit und den entsprechenden negativen Grundannahmen geprägt ist (z. B. „Ich bin ein inakzeptabler, schlechter Mensch“, „Ich bin verlassen und allein“, „Die anderen Menschen finden mich uninteressant und nicht liebenswert“, vgl. Tab. 4).

Tabelle 4: Beispiele für negative Grundannahmen und damit verbundene Emotionen

Beispiele für negative Grundannahmen über die eigene Person und damit verbundene Emotionen		Beispiele für negative Grundannahmen über andere Menschen und damit verbundene Emotionen	
„Ich bin nicht liebenswert.“	Scham	„Ich bin den anderen egal.“	Einsamkeit, Traurigkeit, Scham
„Ich gehöre nicht dazu.“	Scham	„Alle denken nur an den eigenen Vorteil.“	Einsamkeit
„Ich bin allein.“	Traurigkeit, Einsamkeit	„Die anderen schauen auf mich herab.“	Scham
„Ich bin verletzbar.“	Angst	„Andere Menschen wollen mich nur ausnutzen.“	Angst
„Ich bin minderwertig/ein Versager.“	Scham	„Ich werde nicht anerkannt und geschätzt, so wie ich bin.“	Scham, Traurigkeit, Einsamkeit
„Ich bin inkompetent.“	Hilflosigkeit		

Kognitive Bewältigungsstrategien

Zur Kompensation der maladaptiven Schemata dienen zum einen kognitive Bewältigungsstrategien in Form sogenannter *bedingter Annahmen*. Deren Grundsätze spiegeln die narzisstische Sicht auf sich selbst und die anderen Menschen wider, woraus dann entsprechende Regeln abgeleitet werden (vgl. Tab. 5).

Tabelle 5: Beispiele für bedingte Annahmen

Grundsätze	Regeln
• „Nur, wenn man den anderen überlegen ist, ist man etwas wert und wird beachtet." • „Entweder ist man ein Verlierer oder ein Gewinner." • „Ich bin besonders und einzigartig." • „Mittelmäßige Menschen sind uninteressant." • „Wer schwach ist, der wird aussortiert." • „Wenn ich Unsicherheit zeige, dann machen sich die anderen über mich lustig."	• „Ich schaffe jede Herausforderung." • „Ich muss immer besser als die anderen sein." • „Ich darf keine Schwächen zeigen." • „Andere müssen zu mir hinaufschauen." • „Ich muss immer der Stärkere sein."

Behaviorale Bewältigungsstrategien

Aus diesen bedingten Annahmen können schließlich die nach außen deutlich sichtbaren narzisstischen Verhaltensweisen abgeleitet werden, welche im schematheoretischen Fallkonzept als *behaviorale Bewältigungsstrategien* bezeichnet werden (auch Kompensationsmechanismen oder Copingstile genannt). Das grandiose Selbst wird zum einen so lange durch eine positive Verstärkung aufrechterhalten, wie die Patient:innen genügend Anerkennung und Bewunderung für ihre narzisstischen Verhaltensweisen erfahren. Zum anderen kommt aber auch das Wirkprinzip der negativen Verstärkung zur Geltung, da das grandiose Selbst eine Aktivierung des vulnerablen Selbst (u. a. durch Misserfolg, Kritik, Ablehnung) und damit das Erleben von Emotionen wie Scham, Einsamkeit und Traurigkeit verhindert.

Im Sinne der Schematherapie kann man generell drei maladaptive kognitiv-behaviorale Bewältigungsstrategien unterscheiden:

1. *Überkompensation.* Die Patient:innen tun so, als ob ihr vulnerables Selbst nicht existierte, indem sie sich selbst idealisieren, grandiose Fantasien hegen, eine hohe Anspruchshaltung an den Tag legen, die Realität verzerren, Ursachen für Fehler external attribuieren, auf Kritik mit Arroganz, Abwertung, Ärger und/oder Aggressivität reagieren.
2. *Vermeidung.* Durch Vermeidung von beispielsweise engen Beziehungen, von Mittelmäßigkeit bzw. Normalität und von Misserfolgen verhindern sie, dass ihr vulnerables Selbst aktiviert wird.
3. *Sich-Fügen.* Dieser Kompensationsmechanismus kommt am ehesten bei Patient:innen im vulnerablen Zustand vor. Sie verhalten sich nach Außen

eher angepasst oder gar unterwürfig, obgleich sie innerlich weiterhin Größenideen hegen.

Auf dieses schematheoretische Störungsmodell (mit dem entsprechenden Fallkonzept; vgl. Kap. 4.3.1) greifen verschiedene Therapieschulen bzw. Therapieverfahren zurück (z.B. kognitive Verhaltenstherapie, übertragungsfokussierte Therapie, Schematherapie, klärungsorientierte Therapie, mentalisierungsbasierte Therapie).

Hinweis

Ein ähnliches Modell ist das sogenannte motivorientierte Indikations- und Interventionsmodell (MIIM; Renneberg & Herpertz, 2021), welches insbesondere die Aufrechterhaltung und Stabilität der narzisstischen Persönlichkeitseigenschaften durch dysfunktionale Bewältigungsstrategien erklärt.

3 Diagnostik und Indikation

3.1 Allgemeine Gesprächs- und Beziehungsaspekte

Dem Erstgespräch kommt eine besondere Bedeutung zu, da die Therapiemotivation narzisstischer Patient:innen brüchig und ihr erster Eindruck von der Therapeutin bzw. dem Therapeuten häufig entscheidend ist. Sie neigen zu einem manipulativen Antwortverhalten, einer Entwertung des diagnostischen Prozesses und einem Misstrauen gegenüber der Psychotherapie im Allgemeinen und der Diagnostik im Speziellen. Zumeist stellen die Patient:innen sich im Rahmen einer (Selbstwert-)Krise vor und befinden sich im Modus ihres vulnerablen Selbst, was sie gleichermaßen hilfebedürftig wie verletzbar macht. Zur Förderung der Therapiemotivation sollten deshalb einige Punkte berücksichtigt werden (vgl. Kap. 4.1 für eine ausführliche Darstellung):

1. Von Beginn an sollte eine therapeutische Beziehung auf Augenhöhe angestrebt werden, sodass die Diagnostik weniger einer Befragung gleichkommt als einem kollaborativen Gespräch des gemeinsamen Verstehens.
2. Um einer weiteren Aktivierung des vulnerablen Selbst entgegenzuwirken, bietet sich, soweit möglich, eine vorsichtige Normalisierung der Problematik an (z.B. „Dieses Problem kennen sehr viele Menschen“, „Trennungen sind für uns alle schmerzhaft“ oder „Das kann einem im Leben passieren“),

ohne dass damit der Eindruck der Banalität der Problematik hervorgerufen wird.

3. Eine ausgiebige Ressourcenaktivierung trägt zur Stabilisierung der Patient:innen bei (z. B. „Ich sehe Ihr derzeitiges Problem. Aber ich sehe auch viele Kompetenzen und Erfolge bei Ihnen!").

Keine Überbetonung von Empathie

4. Eine empathische Reaktion bezüglich des Leidensdruck ist unabdingbar. Allerdings sollte die Empathie vorsichtig dosiert werden. Ein Zuviel kann sich für die Patient:innen am Anfang der Therapie mit einer ihnen unbekannten Therapeutin bzw. einem ihnen unbekannten Therapeuten unangenehm anfühlen, weil deren bzw. dessen Empathie ihre narzisstischen Ideale von Überlegenheit u. Ä. frustriert und im Nachgang Schamgefühle hervorrufen kann (im Sinne von „Meine Therapeutin kennt jetzt alle meine Schwächen und das ist unerträglich").
5. Da narzisstische Patient:innen eher an positiven Erlebnissen, Erfolgen und Leistungen interessiert sind, sollte man von Beginn an die positiven Aspekte und Ziele ihrer Psychotherapie herausstellen (z. B. „Ich finde es eine gute Entscheidung, dass Sie eine Therapie machen wollen, und ich kann mir gut vorstellen, dass Sie diese als eine Bereicherung erleben werden").
6. Von Beginn an sollte eine kooperative Beziehung angeboten bzw. betont werden und den Patient:innen deutlich signalisiert werden, dass sie auch ein Mitspracherecht und damit Kontrolle über den Therapieprozess haben (z. B. „Lassen Sie uns gemeinsam herausfinden, welche Art von Zusammenarbeit für Sie passend ist, damit Sie bestmöglich von unseren Sitzungen profitieren").

3.2 Eingangsdiagnostik

Die Eingangsdiagnostik sollte folgende Aspekte abdecken:

a. *Diagnose, Differenzialdiagnose:* Anwendung der Kriterien des DSM-5 bzw. des SKID-5-PD bzw. Persönlichkeitsstörungsdiagnostik nach ICD-11. Zur Erfassung des vulnerablen Narzissmus liegt keine standardisierte Diagnostik vor, sodass diese Diagnose aufgrund der klinischen Untersuchung beziehungsweise anhand der Diagnostik von Persönlichkeitseigenschaften nach ICD-11 gestellt werden muss (allerdings nach einer ausreichenden Exploration und des Aufbaus einer basalen therapeutischen Beziehung, vgl. Kap. 4.1).

b. *Problem- und Verhaltensanalyse:* Horizontale und vertikale Verhaltensanalyse, Herausarbeiten von Schlüsselproblemen, Verhaltensexzessen und -defiziten, Ressourcenanalyse, Zielerreichungsskalierung.

Keine psychometrischen Verfahren

c. *Psychometrie:* Leider stehen keine psychometrischen Verfahren zur Verfügung. Das deutschsprachige Narzißmusinventar (NI) von Denecke und Hilgenstock (1989) ist seit geraumer Zeit vergriffen und eine neuere Version (NI-90) auch nicht für den klinischen Gebrauch etabliert und erhältlich. Der in Kapitel 1.8 genannte NPI-Fragebogen ist nicht für die klinische Population validiert und kann deshalb gewissermaßen nur off-label zur Anwendung kommen. Aus dem angloamerikanischen Raum kommen das Pathological Narcissism Inventory (PNI) und die Hypersensitive Narcissism Scale (HNS), welche auch vulnerable narzisstische Persönlichkeitseigenschaften erfassen. Allerdings liegen beide Instrumente bislang nicht frei zugänglich in validierter Form auf Deutsch vor.

d. *Evaluation, Qualitätskontrolle:* Da es keine veränderungssensitive Skala zur narzisstischen Störung gibt, kann die Qualität der Zusammenarbeit und der Grad der Zielerreichung anhand von drei Fragen zur therapeutischen Allianz (vgl. Kap. 4.1.1) ermittelt werden: (1) Haben Sie den Eindruck, dass Sie Ihrem Ziel näherkommen? (2) Passt die Art der therapeutischen Ansatzpunkte bzw. Strategien für Sie? (3) Fühlen Sie sich von mir verstanden, und haben Sie Vertrauen in mich? Zu jeder Frage kann jeweils eine selbst angefertigte visuelle Analogskala zur Anwendung kommen.

3.3 Ausführliche Exploration der Symptomatik

Häufig besteht bei Therapeut:innen eine gewisse Angst vor der Thematisierung einer narzisstischen Problematik bzw. der Vermittlung der Diagnose einer NPS. Diese Angst ist sicherlich übertrieben und mit etwas Fingerspitzengefühl und Geduld kommt man hierüber mit den Patient:innen ins Gespräch. Grundsätzlich kann man davon ausgehen, dass ein Großteil von ihnen um den narzisstischen Aspekt ihrer Problematik weiß, ohne dass sie dies jedoch auch ihren Therapeut:innen gegenüber immer zugeben würden. Deswegen sollte die Erörterung der Diagnose erst dann erfolgen, wenn ein gewisses Maß an Vertrauen aufgebaut wurde.

Erfassung der Symptomatik durch Exploration

Um die narzisstische Symptomatik zu erfassen, bedarf es in erster Linie einer eingehenden Exploration der:des Patient:in. Eine alleinige Aushändigung des SCID-Fragebogens bzw. die Durchführung eines SCID-Interviews in den ersten Therapiestunden liefert oftmals keine belastbaren Ergebnisse, da die Patient:innen den Hintersinn der Fragen durchschauen und von daher zur Antwortverfälschung neigen. In der Exploration sollten die folgenden Punkte im Mittelpunkt stehen (vgl. hierzu auch die Karte „Fragen für die Erstuntersuchung (Stunde 1 bis 4)“ am Ende des Buches):

- *Interaktionelle Konflikte.* Wie sehen deren typische Muster aus? Spielt eine hohe Kränkbarkeit eine Rolle? Wie lauten die häufigsten Rückmeldungen bzw. Vorwürfe der anderen Menschen?

- *Anspruchshaltung.* Was sind die Vorstellungen der:des Patient:in von einem gelungenen und sinnvollen Leben? Was sind ihre bzw. seine Ziele und Anspruch an sich selbst, die anderen und das Leben im Allgemeinen?
- *Selbstidealisierung.* Hält die:der Patient:in sich für etwas ganz Besonderes? Erlebt sie:er andere Menschen als uninteressant bzw. nicht auf Augenhöhe?
- *Aggression.* Gibt es aggressive Verhaltensweisen, insbesondere infolge von Kritik, Zurückweisung, Frustrationen?
- *Vulnerables Selbst.* Erlebt die:der Patient:in bei Kritik, Zurückweisung oder Misserfolg Einbrüche im Selbstwert mit Schamgefühlen, Verzweiflung oder gar suizidalen Gedanken?
- *Innere Leere, Langeweile, Sinnlosigkeit.* Erlebt die:der Patient:in insbesondere in Augenblicken der Betätigungslosigkeit eine innere Leere, Langweile und hält das Leben für sinnlos?
- *Ausschluss anderer Störungen.* Insbesondere sollte eine Substanzabhängigkeit ausgeschlossen werden, da bei deren Vorliegen diese vorrangig behandelt werden muss.

Haben Therapeut:innen durch die Exploration die wesentlichen Befunde erhoben und ein basales Vertrauen aufgebaut, kann ein SCID-Interview durchgeführt werden, um die Verdachtsdiagnose zu bestätigen.

Literaturempfehlungen für Patient:innen

Den Patient:innen kann im Sinne der Bibliotherapie auch Literatur empfohlen werden, anhand derer sie sich eigenständig mit der narzisstischen Problematik beschäftigen und sich eine eigene Meinung bilden können (z. B. „Bin ich ein Narzisst?“, Lammers & Eismann, 2019).

3.4 Indikation

Die Indikation zur Psychotherapie ergibt sich primär aus dem Leidensdruck der Patient:innen, welcher insbesondere auf interaktionelle Konflikte, aber auch auf mit dem Narzissmus in engem Zusammenhang stehende Erkrankungen, wie z. B. Depression oder Burnout, zurückzuführen ist.

Bei der Indikationsstellung ist darüber hinaus zu prüfen, inwieweit Patient:innen eigen- oder eventuell fremdmotiviert zur Therapie kommen. Eine Fremdmotivation sollte angesprochen werden und die Frage nach attraktiven Zielen für eine Psychotherapie erörtert werden.

Kurzzeit- oder Langzeittherapie

Die notwendige Dauer der Therapie hängt naturgemäß von der Schwere der narzisstischen Störung ab. Erfolgreiche und in stabilen sozialen Verhältnissen lebende Patient:innen können von einer Kurzzeittherapie von 20 Stunden sehr gut profitieren, welche insbesondere von Problemlösestrategien, einer Edukation zur Gestaltung einer reziproken Kommunikation und der Arbeit an interaktionellen Problemen geprägt sein kann.

Für die Arbeit mit schwerer gestörten Patient:innen sollte hingegen von vornherein eine Langzeittherapie von mindestens 80 Stunden geplant werden. Eine Therapiedauer von zwei bis drei Jahren ist hier eher die Regel als die Ausnahme. Die Schwierigkeit dieser Patient:innen, eine therapeutische Beziehung einzugehen, ihr vulnerables Selbst zu thematisieren, die Notwendigkeit der Bearbeitung maladaptiver Schemata und ein intensives Verhaltenstraining sind für diese Zeitdauer verantwortlich.

Eine stationäre Krisenintervention kann mehrere Wochen in Anspruch nehmen und mündet bestenfalls in einer Stabilisierung und dem Ansatz einer Störungseinsicht, welche Grundlage für die Motivation zu einer ambulanten Psychotherapie sein kann. Eine abgeschlossene Therapie der narzisstischen Störung mit einer Schemaarbeit und Korrektur von narzisstischen Bewältigungsstrategien wird jedoch kaum möglich sein.

4 Behandlung und Interventionen

4.1 Therapeutische Beziehungsgestaltung

Persönlichkeitsstörungen sind Interaktionsstörungen

Patient:innen mit einer Persönlichkeitsstörung zeigen ihre problematischen Verhaltensweisen unweigerlich auch in der Beziehung zu ihren Therapeut:innen, sodass die Gestaltung einer tragfähigen therapeutischen Beziehung und die problem- und zielorientierte Zusammenarbeit eine Herausforderung für beide Seiten darstellt (Lammers, 2021).

Sachse (2021) beschreibt den Unterschied zwischen Patient:innen mit einer Achse-I-Störung (z. B. Depression oder Angststörung) und Patient:innen mit einer Persönlichkeitsstörung folgendermaßen:

- Patient:innen mit einer Achse-I-Störung sind weniger beziehungsmotiviert, sondern eher veränderungsmotiviert. Sie wollen mit ihren Therapeut:innen an ihren Problemen arbeiten und keine spezielle Beziehung zu ihnen aufbauen.
- Patient:innen mit einer Persönlichkeitsstörung sind hingegen weniger veränderungsmotiviert, sondern vielmehr beziehungsmotiviert. Sie wollen mit ihren Therapeut:innen eine bestimmte Art der Beziehung aufbauen,

welche ihre störungsimmanenten Bedürfnisse befriedigt. Gleichzeitig sind sie weniger bereit, sich zu öffnen, aktiv mitzuarbeiten und veränderungsorientierte Techniken durchzuführen.

Herausforderungen an die therapeutische Beziehung

Es lassen sich mehrere Herausforderungen an die therapeutische Beziehungsgestaltung bestimmen:
- Zum einen müssen Therapeut:innen eine spezifische Beziehung anbieten, welche den Patient:innen trotz ihrer interaktionellen Störung eine Motivation und Mitarbeit in der Therapie ermöglicht.
- Zum anderen ist die therapeutische Beziehung ein Lern- und Experimentierfeld für die Patient:innen, welches ihnen eine Erweiterung ihres Erlebnis- und Verhaltensrepertoires ermöglichen sollte.
- Mehr als bei anderen Patient:innen müssen sich Therapeut:innen fortwährend mit ihren eigenen Reaktionen selbstregulatorisch beschäftigen.

Nicht von ungefähr thematisieren deshalb alle verhaltenstherapeutischen Verfahren, welche sich mit Patient:innen mit einer Persönlichkeitsstörung beschäftigen, explizit die Gestaltung der therapeutischen Beziehung (Schematherapie, Dialektisch-Behaviorale Therapie [DBT], Cognitive Behavioral Analysis System of Psychotherapy [CBASP], Klärungsorientierte Psychotherapie).

Belastung durch das therapeutische Setting

Für eine wirksame Beziehungsgestaltung mit narzisstischen Patient:innen muss man zunächst deren Belastung durch das therapeutische Setting verstehen. Nicht selten erleben sie eine Therapie als eine Bedrohung, eine Herabsetzung bzw. Beschämung oder aus Selbstschutz einfach als bedeutungslos.

Zu den konflikthaften Erlebnissen in der therapeutischen Beziehung gehören unter anderem:
- die Frustration des Bedürfnisses der Patient:innen nach Bewunderung, Dominanz u. Ä.,
- die Angst vor der Offenlegung von Problemen, Schwächen, aber auch der eigenen Bedürftigkeit sowie
- die Angst, dass die:der Therapeut:in sie als gesamte Person infrage stellt.

Merke

Eine Beziehungsgestaltung, welche den Problemen narzisstischer Patient:innen in der therapeutischen Beziehung Rechnung trägt, ermöglicht es ihnen überhaupt erst, langfristig einer Psychotherapie zu folgen. Therapeut:innen sollte sich deshalb nicht die Frage stellen, ob ihre:ihr Patient:in und sie zusammenpassen, sondern welches Beziehungsangebot und welches therapeutische Angebot für die:den Patient:in passend wäre (was auch als „Responsiveness" bezeichnet wird; Caspar & Grosse Holtforth, 2009).

Die Patient:innen erleben in der therapeutischen Beziehung aus den oben genannten Gründen also eine Aktualisierung ihrer Probleme und den Impuls, hierauf mit ihren narzisstischen Bewältigungsstrategien (z. B. Dominanz, Kontrolle, Arroganz, Überheblichkeit) zu reagieren. Da sie aber um Hilfe nachgesucht haben, bringt sie dies in einen Ambivalenzkonflikt. Häufig zeigen sie deshalb ein distanziertes Verhalten, indem sie sich Therapeut:innen gegenüber nicht öffnen und deren Ideen bzw. Anregungen nicht folgen, kritisieren oder zurückweisen.

Problemaktualisierung in der therapeutischen Beziehung

Fallbeispiel

Der 47-jährige Patient, der nach vielen erfolglosen Versuchen im Arbeitsleben nunmehr wieder in seinem alten Kinderzimmer bei seinen Eltern lebt, bemerkt gegenüber seinem ärztlichen Therapeuten in der ersten Stunde: „Ich habe auch mal mit Medizin angefangen, aber ich bin einfach zu kreativ und neugierig, als dass ich jahrelang nur stumpfsinnig Auswendiglernen könnte. Deshalb habe ich das Studium wieder abgebrochen."

Diese Problemaktualisierung in der therapeutischen Beziehung, welche in der Tiefenpsychologie als Übertragung bezeichnet wird, ist unvermeidbar und kann und sollte therapeutisch sinnvoll genutzt werden (vgl. Kap. 4.1.8).

Häufigste Therapiefehler

Zu den häufigsten Fehlern in der Therapie narzisstischer Patient:innen gehören:

- Vernachlässigung der Ressourcenaktivierung,
- direkte Konfrontation oder Kritik des grandiosen Selbst,
- eine wenig ausgeprägte empathische Grundhaltung,
- Fokussierung auf die korrigierende Arbeit am grandiosen Selbst unter Vernachlässigung des vulnerablen Selbst,
- eine kompetitive und kontrollierende Haltung der:des Therapeut:in,
- ein passiver Therapieansatz, der von der Fähigkeit der Patient:innen ausgeht, eigenständig Lösungen zu entwickeln,
- die Vorgabe eines bestimmten Ablaufes der Therapie bzw. eine geringe Flexibilität in der Gestaltung der Therapie,
- den Eindruck vermitteln, eine allwissende, umfassend kompetente und perfekte Therapeut:in zu sein, die:der auf alles eine kluge Antwort weiß,
- die Anwendung persönlicher oder allgemeiner Normen auf die Patient:innen,
- sich von einer Idealisierung geschmeichelt fühlen und sich für eine bessere Therapeutin bzw. einen besseren Therapeuten als die anderen zu halten,
- sich nicht zu trauen, empathisch zu konfrontieren und zur Veränderung anzuhalten,

- nicht angemessen und offen mit den eigenen Schwächen, Unsicherheiten etc. umgehen können, sondern diese hinter einem selbstbewussten Verhalten verbergen.

Humor

Die Therapie muss immer wieder auch Spaß bringen und sich gut anfühlen. Erfahrungsgemäß reagieren narzisstische Patient:innen positiv auf Therapeut:innen, die über Humor, Lockerheit und Schlagfertigkeit verfügen.

4.1.1 Therapeutische Allianz

Das Konzept der therapeutischen Allianz nach Bordin (1979) ist grundlegend für eine kooperative Beziehung und besteht in (1) der Übereinstimmung in den Zielen der Therapie, (2) der Übereinstimmung in den Aufgaben und (3) einer affektiven Beziehung.

Therapeutische Allianz

Übereinstimmung in den Zielen. Welche Veränderungen möchte die:der Patient:in durch die Therapie erreichen? Woran wird sich der Erfolg der Therapie für sie:ihn spürbar zeigen? Konkrete und selbstbestimmte positive Ziele sind der Anker in der Therapie, da sich aus ihnen ein wesentlicher Teil der Motivation ergibt, zumal narzisstische Patient:innen von Natur aus sehr zielorientiert sind (z. B. „Was bringt mir das?“).

Wenn Therapeut:innen es schaffen, wirklich interessiert daran zu sein, was sich die:der individuelle Patient:in von der Therapie verspricht und was für konkrete Ziel sie:er damit verfolgt, dann geben sie damit zu verstehen:
- „Sie sind wichtig!“
- „Ich höre auf Sie!“
- „Sie haben Kontrolle über den Verlauf der Therapie!“

Selbstverpflichtung und Eigenverantwortlichkeit

Aus den von ihnen mitbestimmten Zielen ergibt sich für die Patient:innen auch die Selbstverpflichtung und Eigenverantwortung, in der Therapie mitzuarbeiten.

Übereinstimmung in den Aufgaben. Der gleiche offene Umgang und die gemeinsame Festlegung gilt auch für die Art und Weise, mit welchen therapeutischen Strategien diese Ziele erreicht werden können. Eine ständige Abstimmung darüber, was das beste Vorgehen ist, hat einen positiven Einfluss gerade auf narzisstische Patient:innen, welche ein hohes Kontrollbedürfnis haben. Wenn Fragen nach den individuellen Vorstellungen und Wünschen bezüglich des weiteren Vorgehens gestellt werden, dann wird den Patient:innen immer wieder signalisiert:

- „Sie sind etwas Besonderes und ich respektiere das!“
- „Sie entscheiden über die Gestaltung der Therapie!“
- „Ihre Neigungen und Fähigkeiten sind wichtig und haben einen Platz in der Therapie!“

Affektive Beziehung. Der dritte Aspekt der therapeutischen Allianz ist die affektive Beziehung zwischen Therapeut:in und Patient:in. Fühlt sich die:der Patient:in unterstützt und verstanden? Kann sie:er Vertrauen und Hoffnung aufbauen? Dabei ist die Empathie, mit der Therapeutinnen den sich hinter der grandiosen Fassade befindenden vulnerablen Selbstanteilen begegnen, von entscheidender Bedeutung (vgl. Abb. 1).

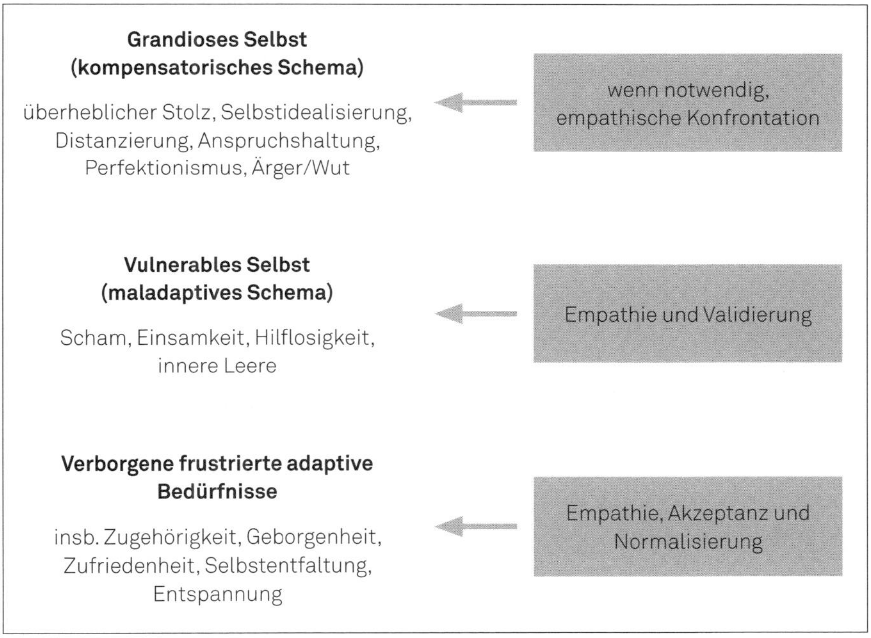

Abbildung 1: Beziehungsgestaltung mit dem grandiosen/vulnerablen Selbst

4.1.2 Kooperative Beziehung

Kooperation und Ressourcenaktivierung

Um eine kooperative Arbeitsbeziehung zu gestalten, in welcher sich die Patient:innen als Mitgestalter:innen ihrer Therapie erleben können, müssen Therapeut:innen

- ihre Patient:innen transparent in ihre Überlegungen zu der Behandlung einbeziehen,
- deren Wünsche und Vorstellungen ernsthaft in Erwägung ziehen,

- auf Kritik interessiert und diskussionsbereit reagieren,
- gemeinsam Lösungen für Probleme suchen (und keine Lösungen präsentieren),
- mehr Fragen stellen als Feststellungen und Interpretationen abgeben.

Darüber hinaus ist für eine kooperative Beziehung eine Ressourcenaktivierung unerlässlich, was bedeutet, dass die Patient:innen sich immer wieder als kompetent, erfolgreich, interessant etc. erleben können.

Für die Ressourcenaktivierung sind die folgenden Verhaltensweisen von Therapeut:innen entscheidend:

- Interesse an der Person der:des Patient:in zeigen,
- Probleme angemessen normalisieren (z. B. „Das Problem kennen doch auch andere Menschen"),
- loben, Erfolge und therapeutische Fortschritte würdigen,
- ihre:seine Formulierungen, Gedanken und Ideen aufnehmen und benutzen,
- funktionale narzisstische Eigenschaften positiv herausstellen (z. B. Entscheidungsfreudigkeit, Kreativität, Selbstbewusstsein),
- sich auch an nicht unmittelbar therapierelevanten Erlebnissen und Ideen der Patient:innen interessiert zeigen (Small Talk).

Merke

Umschreibungen der ressourcenorientierten Haltung wie: „Man muss dem Narzissten Honig um den Bart schmieren bzw. ihn bauchpinseln", sollten nicht benutzt werden, da diese von einer abwertenden Haltung zeugen. Auch der Ausdruck „der Narzisst" bzw. „die Narzisstin" ist fragwürdig, da hiermit die gesamte Person einen Stempel aufgedrückt bekommt.

Die kooperative Arbeitsbeziehung entspricht den wesentlichen Aspekten der motivierenden Gesprächsführung (Miller & Rollnick, 2004):

- *Partnerschaftlichkeit (vs. Konfrontation):* Die:der Patient:in wird nicht im engeren Sinne „behandelt", sondern es wird gemeinsam nach einer Lösung für ihre:seine Probleme gesucht.
- *Evokation (vs. Ratschläge):* Es wird angenommen, dass Patient:innen eigene Ressourcen und Motivation zur Veränderung haben, welche Therapeut:innen evozieren bzw. verstärken können;
- *Autonomie (vs. Autorität der Therapeut:innen):* Patient:innen haben das Recht auf Selbstbestimmung.

Merke

Therapeut:innen müssen ihre Beziehungsgestaltung insbesondere zu Beginn der Therapie auf die motivationale Ambivalenz der Patient:innen einstellen. Aber auch im weiteren Verlauf der Therapie können motivationale Konflikte auftreten. Motivation ist folglich kein statischer Zustand, d.h., eine:ein Patient:in ist nicht grundsätzlich motiviert oder unmotiviert, sondern es handelt sich um ein dynamisches Geschehen, das immer auch von der Beziehungsgestaltung der:des Therapeut:in und vom individuellen Therapieangebot abhängt.

4.1.3 Komplementäre Beziehungsgestaltung

Persönlichkeitsstörungen sind interaktionelle Störungen, welche von dysfunktionalen Motiven charakterisiert sind. Diese führen zu gravierenden Problemen in privaten und beruflichen Beziehungen. Von Sachse et al. (2011) wird diese gestörte Art der Interaktion als *Spielebene* bezeichnet, welche Teil der narzisstischen Bewältigungsstrategien ist.

Spielebene

Bei narzisstischen Patient:innen stehen insbesondere die folgenden übertrieben ausgeprägten Beziehungsmotive im Mittelpunkt der Spielebene:
- Anerkennung,
- Einzigartigkeit,
- Wichtigkeit,
- Überlegenheit,
- Autonomie.

Diese Motive der Spielebene und die sich hieraus ergebenden dysfunktionalen Verhaltensweisen zu verändern, ist ein wichtiges Therapieziel. Deshalb sollten sich Therapeut:innen in Bezug auf diese Motive soweit möglich nicht komplementär, d.h. nicht bedürfnisbefriedigend verhalten. Dennoch kann es unter Umständen zu Beginn einer Therapie hilfreich sein, diese Beziehungsmotive teilwiese zu befriedigen, um das Selbstwerterleben der Patient:innen nicht zu bedrohen, bevor eine ausreichend stabile therapeutische Beziehung aufgebaut werden konnte. Man kann diese initiale komplementäre Haltung zu den Motiven der Spielebene als eine Art Eintrittskarte betrachten, die man einlösen muss, damit Patient:innen sich überhaupt auf eine Therapie einlassen. Mittelfristig ist aber eine komplementäre Haltung zu den Motiven der Spielebene untherapeutisch, da dies das Problemverhalten verstärken würde.

Fallbeispiel

Der 52-jährige Manager, der gerade von seiner Frau verlassen wurde, beklagt sich in der ersten Therapiestunde, dass er sich im Beruf aufgerieben habe, um letztlich auch seiner Frau einen hohen Lebensstandard zu ermöglichen. Die Therapeutin befriedigt die Motive von Anerkennung und Überlegenheit (Spielebene), indem sie antwortet: „Sie sind ein extrem leistungsbereiter und leistungsfähiger Mensch und eigentlich lief alles für sie gut, wenn ich das richtig verstehe."

Motivebene

Grundsätzlich kann man davon ausgehen, dass sich hinter jedem Problemverhalten auf der Spielebene und den zugehörigen narzisstischen Motiven adaptive Bedürfnisse verbergen. Doch diese adaptiven Bedürfnisse können die Patient:innen nicht realisieren, da sie diesbezüglich frühe negative Beziehungserfahrungen gemacht haben. Sachse (2021) spricht diesbezüglich von der *Motivebene*, womit die Ebene der authentischen und adaptiven Bedürfnisse gemeint ist. Hierzu gehören im Wesentlichen die Bedürfnisse nach:

- Geborgenheit,
- Wertschätzung als Mensch,
- Sicherheit,
- Verständnis,
- Zufriedenheit.

Merke

Ein häufiger Grund für viele schwierige Therapiesituationen ist darin zu suchen, dass Therapeut:innen sich unreflektiert auf die Spielebene konzentrieren und hier mit Patient:innen in Konfrontation geraten.

Die komplementäre Beziehungsgestaltung (vgl. Abb. 2), welche sich empathisch auf die Bedürfnisse der Motivebene bezieht, dient zum einen dazu, dass sich die Patient:innen verstanden und wertgeschätzt fühlen, was ihre Bereitschaft zur Mitarbeit erheblich steigert. Durch die Befriedigung ihrer adaptiven Motive werden sie es immer weniger für nötig befinden, auf die Befriedigung der narzisstischen Motive der Spielebene zu bestehen, d. h., ihr Widerstand gegen ihre:ihren Therapeut:in und den therapeutischen Prozess nimmt ab.

Korrigierende Beziehungserfahrungen

Zum anderen können sie die wichtige korrigierende Beziehungserfahrung machen, dass ihre verborgenen adaptiven Bedürfnisse im Kontakt mit einem anderen Menschen befriedigt werden können. Sie lernen demnach, diese Bedürfnisse häufiger offen zu zeigen, wodurch die narzisstischen Motive der Spielebene zunehmend unwichtig werden.

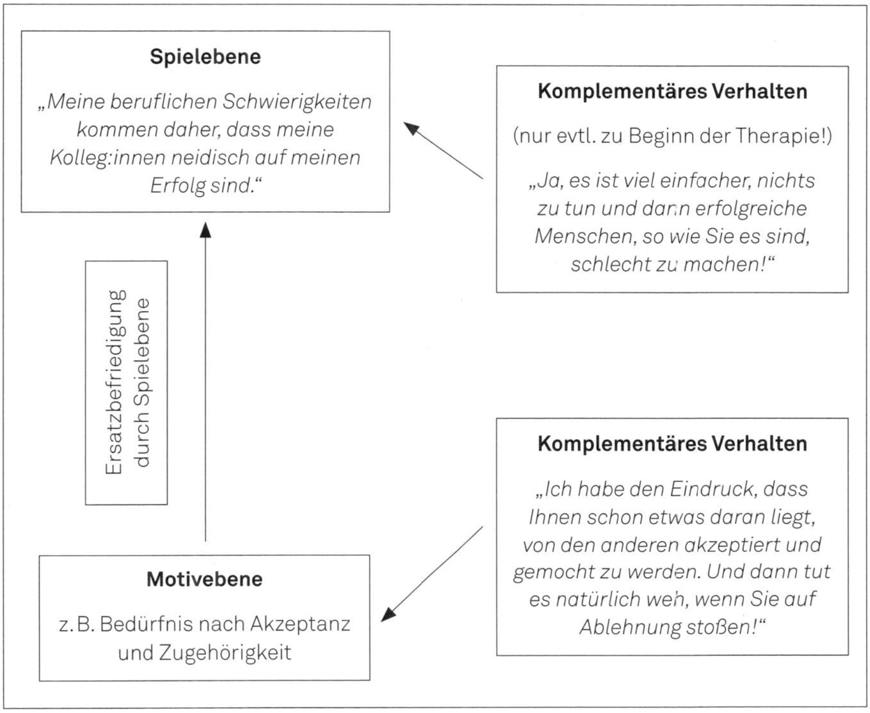

Abbildung 2: Komplementäre Beziehungsgestaltung

4.1.4 Empathische Konfrontation

Die Einsicht der Patient:innen, dass ihre narzisstischen Verhaltensweisen der Erreichung ihrer therapeutischen Ziele bzw. der Befriedigung ihrer adaptiven Bedürfnisse entgegenstehen, ist der beste Weg, um sie dazu zu motivieren, auf diese zu verzichten. Doch kann die narzisstische Störung so ich-synton sein, dass sie sich der Problematik ihrer narzisstischen Verhaltensweisen nicht bewusst sind. In diesem Fall kommt man in der Therapie nicht umhin, sie mit der Notwendigkeit einer Veränderung ihrer narzisstischen Verhaltensweisen zu konfrontieren. Jede Konfrontation birgt aber die Gefahr der Kränkung und Beschämung, was in einer ernsthaften Störung der therapeutischen Beziehung münden kann. Dieses Risiko kann durch die Technik der *empathischen Konfrontation* reduziert werden, welche eine notwendige Konfrontation mit einer grundsätzlich empathischen Beziehungsgestaltung verbindet. Dabei werden die Patient:innen einerseits mit ihrem dysfunktionalen interaktionellen Verhalten konfrontiert, andererseits wird aber betont, dass dieses Verhalten vor dem Hintergrund ihrer Biografie nachvollziehbar ist. Hierdurch können Schamgefühle reduziert werden und die Patient:innen in die Lage versetzt werden, sich mit der Kritik auseinanderzusetzen.

Fallbeispiel

Der Patient hat sich extrem abwertend über seine Partnerin geäußert. Die Therapeutin erwidert: „Ich kann verstehen, dass Sie sich aufgrund des Desinteresses und der Kritik durch Ihre Eltern sehr schnell unverstanden und gekränkt fühlen. Und natürlich haben Sie als Kind hierauf mit Schamgefühlen und auch Ärger reagiert. Doch können Sie verstehen, dass Ihr abwertendes und aggressives Verhalten Ihrer Partnerin gegenüber nicht angemessen und nicht hilfreich ist?"

Merke

Die empathische Konfrontation sollte so selten wie möglich und so häufig wie nötig angewendet werden.

4.1.5 Kontingente persönliche Rückmeldung

Narzisstische Patient:innen werden keine stabile Beziehungen führen können, solange sie sich nicht für die innere Welt der anderen Menschen, deren Gefühle, Gedanken und Bedürfnisse interessieren. Deshalb ist ein Training der kognitiven Empathie (auch Perspektivwechsel genannt) von zentraler Bedeutung für die Therapie (vgl. Kap. 4.4.2). Therapeut:innen können dieses Training dadurch unterstützen, dass sie sich in Form kontingenter persönlicher Rückmeldung als Interaktionspartner:innen zur Verfügung stellen (McCoullough & Schramm, 2015). Hierbei geben sie eine Rückmeldung über ihre innere Reaktion (Gefühle, Gedanken, Handlungsimpulse) auf eine problematische Verhaltensweise der:des Patient:in in der Therapie.

Persönliche Einlassung

Therapeut:innen stellen sich damit exemplarisch für alle anderen Interaktionspartner:innen zur Verfügung, weshalb sich an die persönliche Rückmeldung die Frage anschließen kann:

Können Sie sich vorstellen, dass Sie bei anderen Menschen ähnliche Gefühle und Gedanken auslösen?

Fallbeispiel

Als der Patient seine Partnerin mit „unbedarft, nicht gerade eine Intelligenzbestie, aber sehr hübsch" beschreibt, sagt die Therapeutin: „Ihre Worte klingen für mich sehr herablassend, um nicht zu sagen abwertend, und lösen in mir ein Gefühl von Ärger aus. Können Sie das nachvollziehen?"

4.1.6 Therapeutische Selbstenthüllung

Die therapeutische Behandlung zielt insbesondere auf die Motivation und Fähigkeit zur reziproken Beziehungsgestaltung ab, d.h. eine Beziehung auf Augenhöhe zu gestalten, in der ein Gleichgewicht des Gebens und Nehmens besteht. Ein Aspekt der Reziprozität ist es folglich, sich als Mensch mit seinen Fehlern, Unzulänglichkeiten, Schwächen und Unsicherheiten zu zeigen und den anderen Menschen ebenfalls so anzunehmen.

Perfekte, allwissende Therapeut:innen sind ungünstig

Wäre die Haltung der:des Therapeut:in von Perfektion, Allwissenheit und Überlegenheit geprägt, dann wäre sie:er ein denkbar schlechtes Modell für eine solche reziproke Beziehung. Deshalb kann in geeigneten Augenblicken eine *therapeutische Selbstenthüllung* in Bezug auf eigene Schwächen, Misserfolge oder aber einfach nur die eigenen mittelmäßigen, menschlichen und normalen Seiten sehr hilfreich sein. Dabei sollte aber immer Erwähnung finden, welchen akzeptierenden und hilfreichen Umgang man hiermit gefunden hat. Anhand einer solchen Selbstenthüllung können Patient:innen am Modell ihrer Therapeut:innen lernen. Darüber hinaus tragen Therapeut:innen durch diese Selbstenthüllung zu einer reziproken Beziehungsgestaltung bei (vgl. Kap. 4.4), da sie greifbarer, menschlicher und auch weniger bedrohlich sind.

Fallbeispiel

Der Patient hadert mit seinem sehr kompetitiven und aggressiven beruflichen Umfeld, kann sich aber nicht eingestehen, dass seine berufliche Tätigkeit überhaupt nicht seinen Neigungen entspricht (sondern letztlich von der Anspruchshaltung seiner Eltern bestimmt ist). Daraufhin berichtet die Therapeutin: „Das kann ich gut verstehen. Ich habe das mal selbst erlebt, als ich an der Universität gearbeitet habe. Da wollte jede die Beste sein und das gerne auch auf Kosten der anderen. Das habe ich zwei Jahre ausgehalten, und dann war mir klar, dass ich für so eine Art von kompetitiver Arbeitswelt nicht geschaffen bin. Ich habe mich dann nach einigem Überlegen gegen die Universität entschieden. Und das habe ich nie bereut!“

4.1.7 Umgang mit Beziehungstests

Provokante Verhaltensweisen können auch als Beziehungstests aufgefasst werden. Die zugrunde liegende Vorstellung hierbei ist, dass narzisstische Patient:innen mit diesen Verhaltensweisen eine Reaktion provozieren wollen, anhand derer sie erkennen können, ob ihre:ihr Therapeut:in echt und vertrauenswürdig bzw. ihnen gewachsen und ebenbürtig ist. Außerdem können sie mit solchen Beziehungstests prüfen, ob ihre:ihr Therapeut:in sich genauso (abwertend, unempathisch, vernachlässigend, fordernd etc.) verhält wie ihre frühen Bezugspersonen. Reagieren Therapeut:innen auf provokante Verhaltensweisen defensiv, gekränkt, aggressiv etc., dann werden sie den Beziehungstest nicht bestehen. Wenn Therapeut:innen es jedoch schaffen, auf das provokante Verhalten so zu reagieren, dass die Patient:innen sich dennoch respektiert und akzeptiert fühlen, haben sie den Beziehungstest bestanden.

Therapieschädigendes Verhalten

Beziehungstests können aber auch die Form eines aggressiven und therapieschädigenden Verhaltens annehmen, sodass es einer deutlichen therapeutischen Grenzsetzung bedarf. Therapeut:innen können einen solchen Beziehungstest bestehen, indem sie deutlich zu verstehen geben, dass sie die:den Patient:in nicht wie frühere Bezugspersonen abwerten oder verlassen werden, sondern vielmehr gewillt sind, die Therapie fortzusetzen. Hierzu wird allerdings die Bereitschaft der:des Patient:in gefordert, an dem therapieschädigenden Verhalten zu arbeiten.

4.1.8 Therapeutische Arbeit mit der Übertragung

Übertragung bzw. Problemaktualisierung

Patient:innen mit einer Persönlichkeitsstörung bringen ihre interaktionellen Probleme auch in die Beziehung zu ihrer:ihrem Therapeut:in ein. Die Beschäftigung mit diesem in der Tiefenpsychologie als *Übertragung* bezeichneten Phänomen hat nicht zuletzt in abgewandelter Form durch die Funktional-Analytische Psychotherapie (Schneider, 2010) und das CBASP (McCoullough & Schramm, 2015) Einzug in die Verhaltenstherapie gehalten. Will man den tiefenpsychologisch besetzten Begriff der Übertragung vermeiden, kann man auch von einer *Problemaktualisierung in der therapeutischen Beziehung* sprechen. Häufig, jedoch nicht immer, sind diese problematischen interaktionellen Erlebnis- und Verhaltensweisen Ausdruck maladaptiver Schemata, welche vor dem Hintergrund vergangener Beziehungserfahrungen zu verstehen sind.

Typische narzisstische Übertragungsreaktionen aus der Tiefenpsychologie (Wolf, 1998)

- *Spiegelübertragung:* Hierbei suchen Patient:innen nach einem anderen Menschen, der sie anerkennt, lobt und bewundert.
- *Idealisierung:* Hierbei projizieren Patient:innen ihre grandiosen Selbstanteile auf die:den Therapeut:in, sehen bei ihr:ihm außerordentliche und besondere positive Eigenschaften und erleben sie:ihn als Teil des eigenen narzisstischen Selbst.
- *Verschmelzungsfantasien:* Patient:innen sehen ihre:ihren Therapeut:in als eine Erweiterung ihres eigenen Selbst, die nur zur Befriedigung ihrer Bedürfnisse existiert.

- *Abwertung:* Patient:innen projizieren ihre negativen Selbstanteile auf die:den Therapeut:in.
- *Neid:* Hierbei sehen Patient:innen Anteile ihrer selbstidealisierenden Fantasien durch die:den Therapeut:in verkörpert und sind mit dem eigenen Mangel- bzw. Defizitgefühl konfrontiert.
- *Abhängigkeit:* Obgleich indifferent bezüglich der realen Person der:des Therapeut:in benötigen Patient:innen sie:ihn als Quelle der positiven Beachtung.
- *Misstrauen:* Patient:innen vermuten, dass ihre:ihr Therapeut:in sie eigentlich nicht mag, sie insgeheim abwertet und bloßstellen möchte.

Während in der Tiefenpsychologie solche Übertragungsreaktionen eher gefördert werden und zentral für den therapeutischen Prozess sind, reagieren Verhaltenstherapeut:innen hingegen nur dann auf Problemaktualisierungen, wenn diese im therapeutischen Prozess offensichtlich sind und wiederholt auftreten. Dann kann die Arbeit hieran jedoch sehr aufschlussreich und effektiv sein.

Übertragungshypothesen

Es bietet sich nach dem Vorgehen im CBASP an, bereits zu Beginn der Therapie anhand der Beziehungserfahrung mit relevanten Personen in der Lerngeschichte sogenannte Übertragungshypothesen zu bilden (McCullough & Schramm, 2015). Diese Übertragungshypothesen sagen vorher, welche Reaktion Patient:innen in kritischen interpersonellen Situationen von ihrer:ihrem Therapeut:in erwarten und wie sie selbst wahrscheinlich reagieren werden. Tritt im Verlauf der Therapie eine Übertragungssituation ein, dann lässt diese sich anhand der Übertragungshypothese leichter als solche erkennen und bearbeiten.

Arbeit an der Übertragungsreaktion

Die Arbeit an der Übertragungsreaktion kann in die folgenden Schritte unterteilt werden:

- *Hypothesenbildung.* Angesichts des Problemverhaltens stellt sich die:der Therapeut:in Fragen wie:
  - Welches sind die möglicherweise passenden Grundannahmen und konditionalen Gedanken, die dieses Verhalten erklären können?
  - Welche problematischen Emotionen könnte die:der Patient:in durch ihr:sein Verhalten vermeiden oder bekämpfen?
  - Welche Reaktionen versucht die:der Patient:in durch dieses Verhalten bei der:dem Therapeut:in zu bewirken oder zu verhindern?
  - Zu welchen Erlebnissen bzw. Bezugspersonen in ihrer:seiner Entwicklungsgeschichte passt dieses Verhalten?
- *Analyse des Problemverhaltens.* Das jeweilige Verhalten der:des Patient:in wird in einer nicht konfrontativen Art und Weise angesprochen und die Frage gestellt, ob dieses Verhalten vor dem Hintergrund ihrer:seiner Schemata (bzw. der Übertragungshypothese) erklärt werden kann. Im Wei-

teren erfolgt dann die Klärung der Schemata, so wie es in Kapitel 4.3.1 erläutert wird. Wichtig ist hierbei, den Unterschied zwischen der Verhaltensweise der früheren prägenden Bezugsperson und der:des Therapeut:in herauszuarbeiten.
- *Bearbeitung des jeweiligen Schemas bzw. motivationaler Strukturen* (vgl. Kap. 4.3.2).
- *Erarbeitung alternativer Verhaltensweisen* (vgl. Kap. 4.3.5).

Merke

Da die Arbeit an der Problemaktualisierung in der therapeutischen Beziehung einen konfrontativen Charakter haben kann, sollte diese erst erfolgen, wenn die therapeutische Beziehung so vertrauensvoll und stabil ist, dass sie dieser Belastung standhält.

4.2 Krisenintervention und Bearbeitung aktueller Konflikte

Häufig stellen narzisstische Patient:innen sich im Rahmen von Krisen zur Therapie vor, welche in der Regel von akuten Problemen ausgelöst werden, wie insbesondere
- partnerschaftliche Streitigkeiten bzw. Trennungen,
- berufliche Probleme,
- finanzielle Probleme,
- familiäre Auseinandersetzung,
- öffentliche Bloßstellung.

Der hierdurch bedingte Zusammenbruch des grandiosen Selbst geht mit einer Aktivierung des vulnerablen Selbst und Schamgefühlen einher, worauf die Patient:innen häufig mit Wut, aggressiven (teilweise autoaggressiven) Impulsen und Suizidalität reagieren. In solchen Situationen hat die Würdigung der Krise und damit der akuten Probleme bzw. Konflikte Vorrang vor allen anderen Interventionen (Teismann & Dorrmann, 2014). Dabei kann die Aufnahme in ein (teil-)stationäres Setting insbesondere bei einer akuten Suizidalität hilfreich sein. Therapeut:innen müssen sich allerdings bewusst sein, dass die stationäre Einweisung einen Kontrollverlust und Schamgefühle (z. B. „Jetzt gehöre ich zu den Verrückten!") auslösen kann, welche eventuell zunächst nicht zur Entaktualisierung der Suizidalität führt.

Unterstützendes Vorgehen

Therapeutisch steht ein supportives Vorgehen im Vordergrund, welches durch Empathie, Ressourcenaktivierung, Problemlösestrategien und Vermeidung von Konfrontationen geprägt ist. Suizidgedanken werden dabei gleichermaßen wie fremdaggressive Fantasien angesprochen und exploriert.

Fallbeispiel

Der 58-jährige Patient stellt sich auf Druck eines Freundes vor, demgegenüber er wiederholt zum Ausdruck gebracht hat, dass er sein Leben gelebt habe und es eigentlich keinen Grund für ihn zum Weiterleben gäbe. Vor einigen Monaten habe sich nach zahllosen Affären seinerseits seine Frau und Mutter seines 10-jährigen Sohnes von ihm getrennt. Diese Tatsache, so seine Einschätzung, habe aber nichts mit seiner Lebensmüdigkeit zu tun. Vielmehr wertet er seine Frau ab und behauptet froh zu sein, nicht mehr mit ihr unter einem Dach leben zu müssen. Im Verlauf kann er dann aber zugeben, dass ihm die Trennung „den Boden unter den Füßen weggezogen" habe.

Re-Etablierung des Größenselbst

Die Krisenintervention zielt insbesondere darauf ab, den Patient:innen zu ihrer Stabilisierung zunächst die Re-Aktivierung ihres Größenselbst zu ermöglichen, ohne dass dessen destruktive narzisstische Anteile dabei unterstützt werden. So kann man u.a. an frühere Erfolge erinnern, persönliche Kompetenzen herausstellen und positive Aspekte des Verhaltens in der Krise würdigen. Dieses Vorgehen soll dem Kontrollverlust entgegenwirken, welcher oftmals ein auslösendes und aufrechterhaltendes Element einer Krise ist. Die Interventionen haben aber auch das Ziel, zunächst Zeit zu gewinnen, da narzisstische Patient:innen die natürliche Tendenz haben, sich wieder auf dem Niveau ihres Größenselbst zu stabilisieren. Ob sie nach Beendigung der Krise zu einer dauerhaften Psychotherapie bereit sind, kann erst zu dem Zeitpunkt geklärt werden.

Prozessmodell für die Krisenintervention bei narzisstischen Patient:innen (modifiziert nach Teismann & Dorrmann, 2014)

- Beziehung herstellen (Empathie, Ernstnehmen),
- Risikoabschätzung (Suizidalität, Fremdgefährdung),
- Zeit gewinnen – Ressourcen und Größenselbst aktivieren,
- Selbstkontrolle fördern (Zugang zu letalen Mitteln begrenzen, Notfallplan),
- Problemlösung.

Handelt es sich um einen dauerhaft hohen Anspannungszustand, dann kann die Gabe sedierender und anxiolytischer Psychopharmaka, wie beispielsweise Lorazepam oder Promethazin, vorübergehend indiziert sein.

Problemlösestrategien

Nach hinreichender empathischer Würdigung des aktuellen Leidens kommen zur Entaktualisierung der Krise pragmatische und unmittelbar wirksame Problemlösestrategien zum Einsatz. Eine Nichtbeachtung der auslösenden Probleme würde womöglich ein Fortbestehen der Krise bewirken und die Gefahr eines Therapieabbruchs stark erhöhen. Zum anderen führt eine erfolgreiche Problemlösung zu einer deutlichen Entlastung der:des Patient:in, was sich wiederum positiv auf die therapeutische Beziehung auswirkt. Dies kann ein Grundstein für den Übergang einer Krisenintervention in eine längerfristige ambulante Psychotherapie sein.

> **Fallbeispiel**
>
> Die Patientin war durch eine Erbschaftsstreitigkeit mit ihren Geschwistern stark belastet, was sich insbesondere in einer Insomnie und psychosomatischen Beschwerden zeigte. Allerdings war hierbei ihre kompromisslose und aggressive Haltung Hauptantriebsfeder, denn sie heizte den Streit durch eine Flut von aggressiven und beleidigenden Mails nahezu täglich an, woraufhin ihre Geschwister mit entsprechenden Mails reagierten. Zur Lösung dieses unmittelbaren Problems konnte sie sich auf den Vorschlag einlassen, jeglichen E-Mail-Kontakt zu unterlassen und alle notwendige Kommunikation mit den Geschwistern nur noch über ihren Anwalt laufen zu lassen. Hierunter kam es zu einer Stabilisierung ihres Zustandes.

Auch im Verlauf einer längerfristigen Therapie auftretende Alltagsprobleme sollten Beachtung finden, wenn sie Teil der narzisstischen Problematik sind. Hierbei können Hinweise und Ratschläge seitens der Therapeut:innen mitunter hilfreicher sein als aufwändige Klärungsprozesse.

Hohes Stressniveau

Narzisstische Patient:innen weisen in der Regel ein sehr hohes Stressniveau auf, was auf eine überhöhte Anspruchshaltung, beruflichen Ehrgeiz, hohen Leistungsdruck und die Angst vor Kontrollverlust, Kritik, Misserfolg zurückzuführen ist. Dieses hohe Stressniveau begünstigt dysfunktionale Erlebnis- und Verhaltensweisen, wie z. B. impulsive Handlungen, Gereiztheit, aggressive Durchbrüche, und darüber hinaus Achse-1-Störungen, wie z. B. Abhängigkeitserkrankungen, Depressionen, Angsterkrankungen, somatoforme Störungen und ein Burnout. Nicht selten ist eine hohe Grundanspannung mit depressiven Symptomen auch das im Vordergrund stehende Problem, was die Patient:innen in die Therapie führt.

Strategien zur Stressreduktion sollten deswegen fester Bestandteil der Therapie sein. Hierzu gehören zum einen die Senkung der Grundanspannung mithilfe von Achtsamkeit, progressiver Muskelrelaxation oder Atemmeditation. Darüber hinaus kommen Strategien zur Entspannung bzw. Selbstberuhigung bei akuten Stress- bzw. Anspannungszuständen zur Anwendung, die den Betroffenen helfen sollen, aggressive und abwertende Handlungen bzw. aggressive Durchbrüche in den Griff zu bekommen. Hier stehen neben den oben genannten Strategien insbesondere handlungsorientierte Strategien im

Mittelpunkt, wie die Stimuluskontrolle (aus dem Kontakt herausgehen) und die positive Selbstinstruktion bzw. -verbalisierung (z. B. „Ich bleibe ruhig und distanziert"). Letztere müssen in der Einzeltherapie und als Hausaufgabe zunächst trainiert werden, damit sie in der Problemsituation auch wirksam zur Anwendung kommen können.

Ärger und Wut

Ärger und Wut und die damit einhergehenden aggressiven Handlungen sind typische Erlebnis- und Verhaltensweisen, deren negative Konsequenzen zur Instabilität und zum Leidensdruck beitragen. Die wesentlichen Elemente der therapeutischen Arbeit an Ärger und Wut sind (Steffgen, de Boer & Vögele, 2014):

- Fähigkeiten zur Stimuluskontrolle und Selbstberuhigung,
- Einsicht in die Entstehungsbedingungen von Ärger und Wut (z. B. Erleben von Scham),
- Regulation von dysfunktionalen Kognitionen und maladaptiven primären Emotionen,
- Ärgerimpfungstraining,
- soziales Kompetenztraining.

Während das Ziel der Therapie im Rahmen einer Krise bzw. bei akuten Konflikten keiner expliziten Thematisierung bedarf, muss am Übergang zu einer langfristigen Therapie die Suche nach positiven Therapiezielen stehen.

Positive Ziele

Narzisstische Patient:innen sind primär auf das Erleben von positiven Emotionen und Selbstwirksamkeit ausgerichtet. Sie lassen sich demnach weniger durch die Aussicht auf eine Abnahme an Leiden motivieren als durch die Aussicht auf einen Zuwachs an Kompetenz und Befriedigung von Bedürfnissen. Deshalb sollten aus bislang frustrierten Bedürfnissen zeitnah zum Beginn der Therapie konkrete positive Ziele herausgearbeitet werden. Zu den häufigsten Zielen gehören:

- Stabile Beziehungen gestalten können,
- größere Stabilität und Zufriedenheit im Berufsleben,
- zufriedener mit sich selbst sein.

Wegen der niedrigen Frustrationstoleranz der Patient:innen sollten die positiven Ziele im Verlauf der Therapie immer wieder explizit Erwähnung finden und noch so kleine Fortschritte in deren Erreichung deutlich hervorgehoben werden.

Da motivationale Einbrüche im Verlauf der Therapie häufig vorkommen, kann es sehr hilfreich sein, deren mögliches Auftreten am Anfang der Therapie zu thematisieren. Hierbei können Fragen nach Ereignissen, welche den Wunsch nach Abbruch der Therapie aufkommen lassen könnten, und die Frage, wie die:der Therapeut:in hierauf am besten reagieren sollte, thematisiert werden.

Merke

Im Verlauf der Therapie ist es zur Aufrechterhaltung der Motivation sehr hilfreich, die:den Patient:in in unregelmäßigen Abständen am Ende einer Therapiestunde gemäß den drei Aspekten der therapeutischen Allianz zu fragen:

- Haben Sie den Eindruck, dass Sie Ihrem Ziel durch die Therapie näherkommen?
- Ist die Art und Weise, wie wir an Ihrem Problem arbeiten, für Sie passend?
- Fühlen Sie sich von mir verstanden und unterstützt?

Therapeut:innen unterstreichen damit ihre kooperative Haltung und bekommen unter Umständen ein wichtiges Feedback.

4.3 Schemaarbeit

Lässt sich die:der Patient:in auf eine weiterführende Therapie ein, dann steht zunächst die Schemaarbeit im Mittelpunkt. Wie im Folgenden näher ausgeführt wird, beginnt die schematherapeutische Arbeit mit einem klärungsorientierten Teil anhand der typischen Problemsituationen. Im Mittelpunkt steht dabei zunächst die Klärung des grandiosen und des vulnerablen Selbstschemas. Hieran schließt sich die Schemabearbeitung an, welche in der Auseinandersetzung mit dem vulnerablen Selbst und dessen frustrierten Bedürfnissen besteht. Zur Umsetzung bislang frustrierter Bedürfnisse bedarf es darüber hinaus der Arbeit an Interaktionen mit einem Training sozialer Kompetenzen.

Fallbeispiel

Mit seinen 50 Jahren war der beruflich erfolgreiche Patient vereinsamt, da er nie gelernt hat, stabile Kontakte mit anderen Menschen aufzubauen. Auf die meisten Menschen schaute er herab, während die wenigen Menschen, welche er wegen ihrer sozialen Stellung des Kontaktes für wert befand, für ihn unerreichbar waren. Dabei war sein vulnerables Selbst geprägt von Angst vor Zurückweisung und Einsamkeitsgefühlen. Mit zunehmendem Alter und abnehmenden oberflächlichen Kontakten wurden seine Einsamkeitsgefühle immer drängender. Aber erst in der Therapie konnte er sein Bedürfnis nach Zugehörigkeit und Geborgenheit erkennen und akzeptieren lernen. Doch zeigte er ausgeprägte Verhaltensdefizite im Bereich der Beziehungsgestaltung, sodass es einer längeren Arbeit an seinen interaktionellen Fähigkeiten bedurfte.

Vermeidung von Konfrontation

Bei der Schemaarbeit steht die Konfrontation mit der Dysfunktionalität des grandiosen Selbst zunächst im Hintergrund, da diese überwiegend auf Widerstand stoßen würde. Die Therapie sollte also nicht unbedingt mit einer Problematisierung von narzisstischen Verhaltensweisen beginnen (z. B. „Wenn Sie so aggressiv/arrogant/abwertend auftreten, dann dürfen Sie sich nicht über die Reaktion der anderen Menschen wundern"), da dies eine Konfrontation für die:den Patient:in bedeutet. Vielmehr sollte sich das therapeutische Interesse auf das vulnerable Selbst und dessen frustrierte Bedürfnisse richten. Ist eine Konfrontation jedoch aufgrund des Festhaltens der:des Patient:in an narzisstischen Erlebnis- und Verhaltensweisen notwendig, dann sollte diese im Sinne einer empathischen Konfrontation erfolgen (vgl. Kap. 4.1.4).

Merke

Ein zentrales therapeutisches Ziel ist die Etablierung eines realistischen Selbstkonzeptes. Hierzu werden die beiden unrealistischen und unvereinbaren grandiosen und vulnerablen Selbstkonzepte schematherapeutisch bearbeitet und zu einem realistischen Selbstkonzept integriert.

4.3.1 Schemaklärung

Zu Beginn der Schemaarbeit wird die:der Patient:in im Sinne einer Psychoedukation über grundlegende Vorstellungen bezüglich Schemata und deren Einfluss auf das Verhalten i. S. einer Psychoedukation in Kenntnis gesetzt. Vor diesem Hintergrund werden in der Schemaanalyse (Klärungsprozess) anhand von konkreten Problemsituationen (überwiegend interaktionellen Situationen) mithilfe von Verhaltensanalysen die maladaptiven Schemata des vulnerablen Selbst und die Bewältigungsstrategien des grandiosen Selbst aufgezeigt. Hierzu sollte das Schema jedoch aktiviert werden, d. h., es muss in der Therapiesitzung von der:dem Patient:in unmittelbar erlebt werden. Hilfreich sind erlebnisorientierte Techniken wie:

- emotionsfokussierte Exploration,
- Imagination,
- Stuhl-Techniken,
- (Ein-Personen-)Rollenspiele, etc.

Schemaklärung

Dabei stehen die Klärung von Kognitionen (Grundannahmen, konditionalen Annahmen, automatischen Gedanken), Emotionen (primären Emotionen des maladaptiven Schemas und sekundären Emotionen als Teil der Bewältigungsstrategie) und Verhaltensdispositionen bzw. Verhaltensweisen im Mittelpunkt der Schemaklärung.

Beispieldialog

Pat.: Mein Kollege hat meine Arbeit kritisiert, woraufhin ich explodiert bin. *[Bewältigungsstrategie]*

Th.: Was genau hat er Ihnen gesagt?

Pat.: Dass mir beim Programmieren ein Fehler unterlaufen sei.

Th.: Was für ein Gefühl hat das bei Ihnen ausgelöst?

Pat.: Ich war einfach nur sauer und wütend! *[Sekundäre Emotion]*

Th.: Okay, und gab es da noch ein anderes Gefühl, das vielleicht unmittelbar und nur sehr kurz auftrat?

Pat.: Ja, da war ganz kurz wieder dieses Schamgefühl, so als ob mir der Boden unter den Füßen weggezogen würde. *[Primäre Emotion des maladaptiven Schemas]*

Th.: Das war bestimmt sehr schmerzlich für Sie. Welche negative Grundannahme über sich selbst können Sie damit in Verbindung bringen?

Pat.: Na ja, dass ich nicht gut genug bin und sich andere über mich lustig machen. *[Negative Grundannahme über sich selbst und die anderen]*

Th.: Diese Kritik hat bei Ihnen also ein Schamgefühl ausgelöst, verbunden mit dem Gedanken, nicht gut genug und der Lächerlichkeit preisgegeben zu sein. Was ist denn Ihre Vorstellung, wie Sie von dem Kollegen gesehen werden wollen?

Pat.: Ich halte mich schon für den besten Programmierer in unserer Firma und erwarte, dass meine Kollegen das auch so sehen! *[Regel]*

Th.: Und als dieser Kollege Sie kritisiert hat, was für ein Gedanke hat dann zur Wut geführt?

Pat.: Dass ich mir das nicht gefallen lassen kann und ich dem schon zeigen werde, wer der Stärkere ist! *[Bewältigungsstrategie]*

Mögliche therapeutische Reaktionen auf abwertende bzw. destruktive Äußerungen des grandiosen Selbst

Tritt in der Therapie die grandiose Seite der:des Patient:in in einer abwertenden bzw. destruktiven Art und Weise auf, können Therapeut:innen unterschiedlich darauf reagieren (vgl. auch die Karte „Techniken der Beziehungsgestaltung bei grandiosen Verhaltensweisen" am Ende des Buches).

Pat.: „Meine Freundin konnte mal wieder nicht die Klappe halten, als ich mir das neue Handy gekauft habe. Ständig wusste sie etwas besser und hat mich vor dem Verkäufer mit ihren Fragen bloßgestellt. Aber bei Handys kenne ich mich nun wirklich gut aus, und ich habe meine Entscheidung wirklich gut durchdacht. Aber sie ist einfach zu dumm, um das zu verstehen!"

Mögliche Reaktionen der:des Therapeut:in:

- *Kontingente Rückmeldung:* „Bei mir lösen Ihre abwertenden Bemerkungen gerade ein Gefühl von Irritation und Unverständnis aus."
- *Empathische Konfrontation:* „Ich merke Ihre Aufregung und Ihren Stress in solchen Situationen. Und Sie haben bei Ihren Eltern leider immer wieder die Erfahrung gemacht, nicht ausreichend beachtet zu werden. Können Sie sich aber vorstellen, dass Ihre Formulierung abwertend klingt?"
- *Motivorientierte (komplementäre) Beziehungsgestaltung:* „Sie beschäftigen sich sehr intensiv mit bestimmten Entscheidungen und wollen dafür auch gesehen und geschätzt werden."
- *Funktionale Disputation:* „Helfen Ihnen solche Abwertungen, die Beziehung mit Ihrer Freundin stabiler zu gestalten?"

Verborgene adaptive Bedürfnisse

Im Weiteren geht es um die Klärung und Validierung von frustrierten adaptiven Bedürfnissen, welche durch die negativen Grundannahmen und negativen Emotionen des maladaptiven Schemas zum Ausdruck kommen. So kommt durch die Grundannahme *„Ich bin minderwertig und nicht liebenswert"* und die entsprechende Emotion der Scham das frustrierte Bedürfnis nach Zugehörigkeit und Geborgenheit zum Ausdruck (vgl. Kap. 4.1.3 zur Motivebene). Einen wichtigen Teil nimmt hierbei die biografische Arbeit ein, um die Entstehungen des maladaptiven Schemas durch empathiearme, invalidierende, strafende bzw. einseitig leistungsorientierte und fordernde Eltern nachzuvollziehen. Diese biografische Arbeit hat für die Patient:innen oftmals eine sehr entlastende Funktion, da sie zum einen sich selbst besser verstehen lernen und zum anderen eine Erleichterung bezüglich ihrer Schamgefühle erfahren.

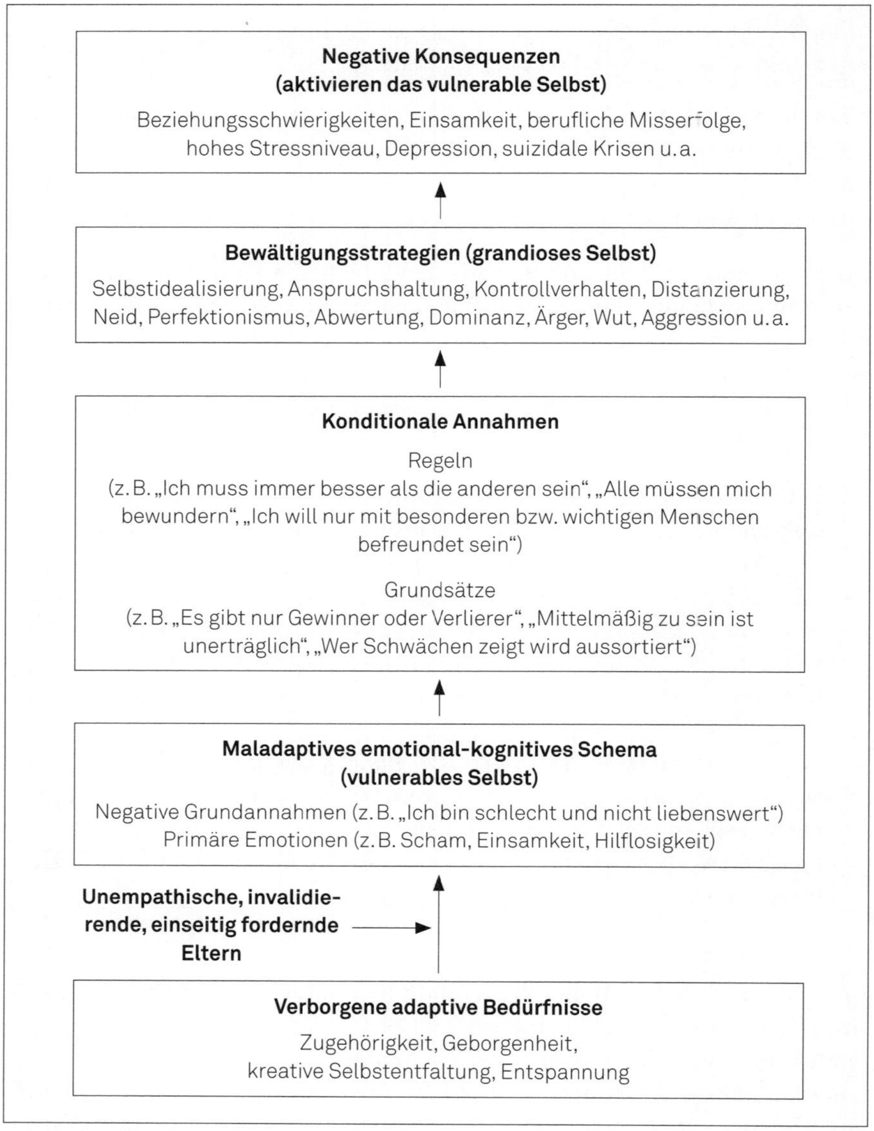

Abbildung 3: Fallkonzept

Fallkonzept Die Schemaklärung mündet in einem Fallkonzept, welches den dynamischen Zusammenhang zwischen dem grandiosen und dem vulnerablen Selbst und die verborgenen adaptiven Motive zur Darstellung bringt (vgl. Abb. 3 sowie die Karte „Fallkonzept" am Ende des Buches).

Dieses Fallkonzept kann auch als sogenannter narzisstischer Kreislauf dargestellt werden (vgl. Abb. 4).

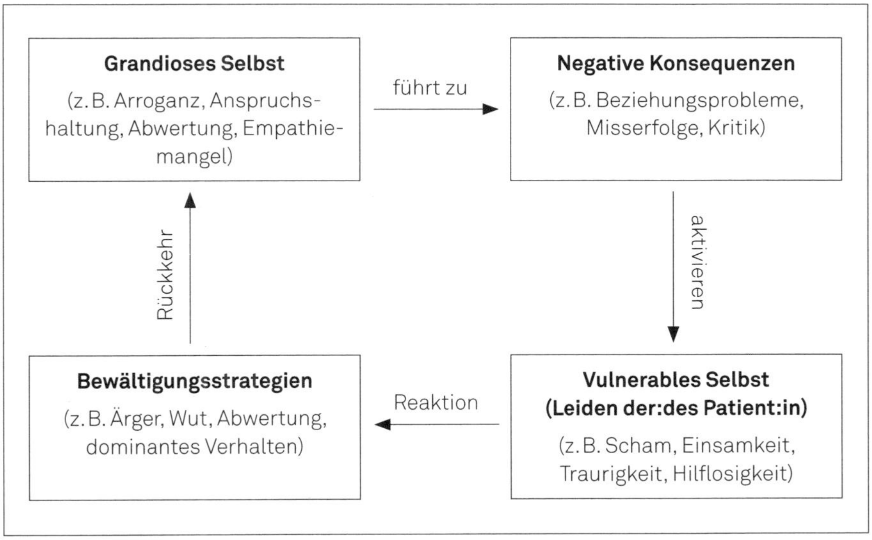

Abbildung 4: Fallkonzept – Narzisstischer Kreislauf

4.3.2 Schemabearbeitung

Die Ziele der Schemabearbeitung lassen sich mit den folgenden Punkten charakterisieren (Rödiger, 2016):

- Korrektur des maladaptiven Schemas (Grundannahmen und primäre Emotionen),
- Korrektur narzisstisch bedingter konditionaler Annahmen (Grundsätze und Regeln),
- Akzeptanz und verhaltenswirksame Aktivierung bislang vermiedener adaptiver Bedürfnisse,
- Abbau narzisstischer Bewältigungsstrategien.

Merke

Die Schemaklärung hat einen Expositionscharakter, da die Patient:innen sich mit ihrem vulnerablen Selbst beschäftigen, was mit einer Aktivierung dessen problematischer Emotionen einhergeht (insbesondere Schamgefühle). Bei anhaltender Schemaklärung und damit anhaltender Exposition nimmt die Intensität und Bedrohlichkeit dieser Emotionen aber mit der Zeit ab. Hierzu ist die empathisch-validierende therapeutische Beziehungsgestaltung der:des Therapeut:in von nicht zu unterschätzender Bedeutung, da diese eine wesentliche korrigierende Beziehungserfahrung darstellt.

Kognitive, emotionale und Verhaltensinterventionen

Über Jahrzehnte bestehende Schemata lassen sich nicht allein durch die klärungsorientierte Arbeit, d.h. allein durch Einsicht, hinreichend verändern. Gerade bei narzisstischen Patient:innen stehen einer Veränderung ihrer Schemata ihre vermeidende Haltung gegenüber ihrem vulnerablen Selbst, die positive Verstärkung ihrer narzisstischen Strategien durch kurzfristige Erfolge und ihre interaktionellen Verhaltensdefizite im Wege. Deshalb bedarf es immer auch einer direkten veränderungsorientierten Arbeit, welche aus kognitiven, emotionalen und behavioralen Interventionsmethoden besteht. Wie bereits bei der Schemaklärung ist dabei die erlebnisorientierte Aktivierung und Bearbeitung konfliktärer Schemata unerlässlich (vgl. Kap. 4.3.1).

Während der Schemaarbeit sind die adaptiven Bedürfnisse bzw. Therapieziele der rote Leitfaden der Veränderung.

4.3.3 Arbeit an Grundannahmen und primären Emotionen

Negative Grundannahmen über die eigene Person (z.B. „Wenn ich nicht von allen Menschen geliebt werde, bin ich ein Nichts“) und die anderen Menschen (z.B. „Alle schauen auf mich herab“) werden entsprechend den Prinzipien der KVT disputiert und korrigiert. Die negativen Grundannahmen sind mit sehr intensiven negativen primären Emotionen (insbesondere Schamgefühlen) assoziiert. Deshalb kann es hilfreich sein, die kognitive Arbeit zu deren Korrektur (insbesondere die Disputation der Grundannahmen) um Techniken der Emotionsregulation zu erweitern.

Emotionsregulation

Zu den wesentlichen emotionsregulatorischen Techniken gehören:

- *Die Emotionsdifferenzierung.* Die Patient:innen können oftmals Emotionen nicht benennen und damit auch verschiedene Emotionen nicht voneinander unterscheiden.
- *Achtsamkeit bzw. Techniken der Selbstberuhigung.* Die Fähigkeit, intensive Emotionen zu regulieren, damit sie erlebbar und aushaltbar sind, ist oftmals gering ausgeprägt. Hierfür bietet sich die innere Achtsamkeit an, obgleich nicht wenige narzisstische Patient:innen mit dieser nicht handlungsorientierten Strategie Probleme haben. Alternativ können Strategien der Selbstberuhigung in Form von positiven Selbstinstruktionen oder des Selbstmitgefühls vermittelt werden.
- *Akzeptanzstrategien.* Deren Ziel ist es, Emotionen nicht zu bekämpfen, sondern diese in ihrer gegenwärtigen Existenz anzunehmen, genauer zu untersuchen, und eine Emotionstoleranz zu entwickeln.
- *Emotionsanalyse.* Hierdurch lernen die Patient:innen, ihre ihnen bislang fremden, da in der Regel vermiedenen Emotionen zu verstehen. Ein zentraler Punkt ist hierbei die Einsicht in die frustrierten Bedürfnisse, welche durch die jeweilige Emotion zum Ausdruck kommen (vgl. Kasten).

Emotionsanalyse

1. Welche Emotion (Name) habe ich und wie intensiv ist diese Emotion (auf einer Skala von 0 bis 100)?
2. Welches Ereignis hat meine Emotion ausgelöst? (Situation, Gedanke, Erinnerung etc.)
3. Mit welchen Gedanken habe ich die Emotion hervorgerufen bzw. beeinflusst?
4. Was nehme ich körperlich wahr und welche körperlichen Veränderungen nehme ich wahr?
5. Was habe ich in der Situation getan bzw. was für einen Handlungsimpuls hatte ich?
6. Was für ein Bedürfnis drückt sich durch die Emotion aus?
7. Handelt es sich um eine primäre, sekundäre oder eine instrumentelle Emotion?
8. Was wäre ein angemessener Umgang mit dieser Emotion?

Zwei-Stuhl-Technik

Des Weiteren können Zwei-Stuhl-Techniken zur Anwendung kommen, welche auf der sogenannten Arbeit mit Teilen bzw. Modi nach dem Schemakonzept beruhen. Nach diesem Modell erlebt ein innerer Teil der Patient:innen beispielsweise Schamgefühle (z. B. „Ich bin schlecht und nicht liebenswert"), während ein anderer Teil durch Selbstabwertungen fortlaufend für die Aufrechterhaltung der Schamgefühle sorgt (z. B. „Du bist ein Versager, eine Null! Man kann dich nicht mögen!"). In der klassischen kognitiven Disputation vertreten Therapeut:innen direkt oder indirekt den positiven, veränderungsorientierten Teil (z. B. „Warum sollten Sie weniger liebenswert als andere Menschen sein?" oder „Was für Beweise gibt es für Ihre Minderwertigkeit?"), gegen den Patient:innen sich aber häufig zur Wehr setzen (z. B. „Das mag auf Sie zutreffen, aber nicht auf mich!"). In der Zwei-Stuhl-Technik übernimmt die:der Patient:in hingegen beide Teile und muss in deren Auseinandersetzung bzw. Disputation sich selbst korrigieren. Hierzu nimmt sie:er abwechselnd auf dem Stuhl des Kindes (beschämter Teil) und auf dem Stuhl der:des Selbstabwerter:in Platz. Zusammengefasst muss der beschämte Teil sich gegen den selbstabwertenden Teil zur Wehr setzen und diesen korrigieren. Der selbstabwertende Teil hingegen soll sich auf die Argumente des beschämten Teils einlassen und zu adäquateren bzw. hilfreicheren Selbstbewertungen kommen. Dabei kommt ein dritter Stuhl zum Einsatz, auf dem der Teil des sogenannten gesunden Erwachsenen platziert wird, der das Geschehen und dessen Dynamik aus einer neutralen und vernünftigen Position heraus betrachtet und kommentiert.

Auch das Ein-Personen-Rollenspiel kann hier sinnvoll zum Einsatz kommen (vgl. Kap. 4.3.4).

4.3.4 Arbeit an den bedingten Annahmen

Mithilfe von kognitiven Techniken (Hautzinger & Pössel, 2017) werden die dysfunktionalen bedingten Annahmen bearbeitet. Wesentlich für diese Arbeit ist die Unvereinbarkeit dieser Annahmen mit den Therapiezielen bzw. verborgenen adaptiven Bedürfnissen (z. B. steht die Regel „Ich muss immer besser als die anderen sein" dem Therapieziel entgegen, Freundschaften zu entwickeln). Die Betonung bei dieser Arbeit liegt deshalb immer darauf, welche Kosten (sprich Leiden) den Patient:innen durch ihre dysfunktionalen Annahmen entstehen und in welchem Ausmaß diese es unmöglich machen, die Therapieziele zu erreichen bzw. adaptive Bedürfnisse zu befriedigen. In der Tabelle 6 sind Beispiele für (typische) dysfunktionale Regeln und hilfreiche Alternativen aufgelistet.

Tabelle 6: Beispiele für dysfunktionale Regeln und hilfreiche Alternativen

Dysfunktionale Regeln	Hilfreiche Regeln
„Ich schaffe jede Herausforderung."	„So fähig ich auch sein mag, es gibt Herausforderungen, die ich nicht bewältigen kann."
„Ich muss immer besser als die anderen sein."	„Andere können und müssen auch mal besser sein."
„Der Starke hat keine Schwächen."	„Stärke ist auch, wenn man zu seinen Schwächen stehen kann."

Funktionale bzw. hedonistische Disputation

Bei der Disputation der dysfunktionalen Kognitionen sollte folglich weniger eine empirische Disputation gewählt werden (z. B. „Stimmt es, dass Sie klüger und erfolgreicher als Ihre Partnerin sind?" oder „Ist es Ihr Recht, eher im Mittelpunkt zu stehen als die anderen?"), da diese häufiger in nicht zielführende Diskussionen mündet. Hilfreicher ist die funktionale (bzw. hedonistische) Disputation, welche nicht die Frage nach einer empirischen Realität stellt, sondern die Frage, ob die grandiosen Kognitionen und Verhaltensweisen hilfreich sind, um die selbst gewählten Ziele zu erreichen (z. B. „Hilft es Ihnen, sich mit Ihrer Frau besser zu verstehen, wenn Sie ihr immer wieder demonstrieren, dass Sie klüger und erfolgreicher sind?").

Narzisstische Denkfehler

Im Rahmen der kognitiven Arbeit kommen auch typische narzisstische Denkfehler zum Tragen (vgl. Tab. 7), welche es fortlaufend zu hinterfragen und zu korrigieren gilt.

Tabelle 7: Typische Denkfehler

Alles-oder-nichts-Denken	„Entweder ich bin der Größte oder ich bin ein Nichts."
Abwehr des Negativen	„Bei mir ist alles in Ordnung, ich habe keine Probleme, ich habe alles im Griff."
Voreilige Schlussfolgerungen	Die Person gelangt zu negativen Interpretationen, auch wenn keine unumstößlichen Tatsachen vorliegen, welche die Schlussfolgerung rechtfertigen.
Über- und Untertreibung	Eigene Stärken werden überschätzt und Schwächen unterschätzt bzw. bei Aktivierung des vulnerablen Selbst genau umgekehrt.
Emotionale Beweisführung	Die Annahme, dass negative Gefühle (insbesondere Schamgefühle) eine verlässliche Aussage über eine Situation bzw. die eigene Person sind.
Etikettierungen	Übertriebene Form der Verallgemeinerung; ein Ereignis wird mit einer ungenauen und emotional aufgeladenen Sprache beschrieben. Wenn einen z. B. das Verhalten einer anderen Person stört, bekommt diese z. B. das negative Etikett „Das ist ein Loser!"
Dinge persönlich nehmen	Negative äußere Ereignisse werden auf die eigene Person bezogen, obgleich kein nachweisbarer Zusammenhang besteht.

Ein-Personen-Rollenspiel

Um den erlebnisorientierten Charakter der Schemabearbeitung zu fördern, bietet sich bei der Arbeit an den Grundannahmen und den bedingten Annahmen das Ein-Personen-Rollenspiel an. Bei dieser Disputationstechnik nehmen Patient:innen zwei Positionen ein: Zum einen die Patient:innenposition, in der sie ihre dyfunktionalen Annahmen vertreten (entweder konditionale Kognitionen des vulnerablen Selbst, wie z. B. „Andere Menschen schauen auf mich herab bzw. wollen sich lustig über mich machen", oder negative Grundannahmen, wie z. B. „Ich bin nicht liebenswert"). Und zum anderen die Therapeut:innenposition, von der aus diese dysfunktionalen Annahmen argumentativ widerlegt werden müssen (z. B. „Woher weißt du eigentlich, dass andere Menschen auf dich herabschauen?", oder „Was macht einen Menschen liebenswert?"). Mittels des Ein-Personen-Rollenspiels sollen sie die Unangemessenheit und Dysfunktionalität ihrer Annahmen erkennen und gleichzeitig neue, funktionale Annahmen aufbauen, die korrigierend auf das dysfunktionale Schema wirken. Für ihre Rollen nehmen sie jeweils auf einem von zwei einander gegenüber aufgestellten Stühlen Platz und wechseln während der Disputation hin und her. In der Therapeut:innenrolle können sie von ihrer:ihrem realen Therapeut:in supervidiert und unterstützt werden.

4.3.5 Arbeit am Verhalten

Schemata widersprechendes Verhalten

In der Phase der Verhaltensänderung werden die Resultate der Schemaklärung und -bearbeitung verhaltenswirksam in den Alltag übertragen. Die Patient:innen lernen hierbei, sich nicht mehr ihren bisherigen Schemata konform zu verhalten, was gleichbedeutend damit ist, dass sie nicht mehr auf ihre narzisstischen Bewältigungsstrategien zurückgreifen. Vielmehr sollen sie neue Verhaltensweisen trainieren, welche auf die Befriedigung ihrer adaptiven Bedürfnisse und die Bedürfnisse anderer Menschen ausgerichtet sind. Erst hierdurch sind korrigierende Neuerfahrungen möglich, die zu einer stabilen Veränderung der dysfunktionalen Schemata führen.

Zu den Verhaltensänderungen gehören bekannte Techniken aus der Verhaltenstherapie wie Rollenspiele, entgegengesetztes Verhalten, sozial kompetentes Verhalten, bedürfnisorientiertes Verhalten, Aufbau von prosozialen Verhaltenskompetenzen und bewusstes Zulassen von Fehlern.

Da es sich hierbei überwiegend um Verhaltensweisen im Kontext von Interaktionen handelt, wird dieser Teil der Schemaarbeit im nächsten Kapitel zur interaktionellen Arbeit zur Darstellung kommen.

4.4 Interaktionelle Arbeit

Die Therapieziele narzisstischer Patient:innen resultieren überwiegend aus ihrem Leiden an privaten und beruflichen Konflikten, die sich infolge ihrer narzisstischen Verhaltensweisen ergeben. Man muss bei der Arbeit aber davon ausgehen, dass viele Patient:innen sich über die Art ihres Verhaltens und dessen Auswirkungen auf andere Menschen nicht hinreichend bewusst sind.

Ohne ein tieferes Verständnis für ihre interaktionelle Problematik und Strategien für wirksame Verhaltensänderung werden die meisten Patient:innen deshalb nicht hinreichend von einer Therapie profitieren können.

> **Beispiel**
>
> *Pat.:* „Ehrlich gesagt liegt es nicht an mir, wenn meine Kollegen sich über mich beschweren. Erstens suchen die sich immer einen Sündenbock für ihre Fehler, und zweitens wollen die mich klein machen, weil ich denen zu erfolgreich bin. Das ist so eine typische Beamtenmentalität bei denen: Dienst nach Vorschrift."

Diese Fehleinschätzung des eigenen Verhaltens gilt es zu korrigieren und aus der ich-syntonen Haltung („Die anderen sind das Problem") eine ich-dystone

Haltung („Ich selbst bin das Problem") zu entwickeln. Auf der anderen Seite gibt es Patient:innen, welche sich der Problematik ihres Verhaltens durchaus bewusst sind, sich aber nicht imstande sehen, dieses entsprechend ihrer Therapieziele zu verändern.

Beispiel

Pat.: „Mir ist schon klar, dass ich mich ständig in den Vordergrund spiele und die anderen nicht zu Wort kommen lasse. Das versuche ich auch zu ändern, indem ich mir jedes Mal vor einem Meeting vornehme, einfach nur mal zuzuhören. Aber das halte ich höchsten fünf Minuten durch, und dann muss ich wieder meine Nummer abziehen."

Somit kommt der therapeutischen Arbeit an der Neugestaltung von Interaktionen eine zentrale Bedeutung zu.

Reziproke Beziehungsgestaltung

Ziel der interaktionellen Arbeit ist die Fähigkeit zur *reziproken Beziehungsgestaltung*, welche man umgangssprachlich auch als *Beziehung auf Augenhöhe* bezeichnen kann. Wesentliche Charakteristika der reziproken Beziehungsgestaltung sind:

- Kommunikation als Geben und Nehmen, eine ausgewogene Verteilung des Fokus auf beide Gesprächspartner:innen,
- Gleichberechtigung, keine Dominanz einer Seite,
- Interesse an der anderen Person und respektvoller Umgang mit deren Bedürfnissen.

Bevor an einer Verbesserung der interaktionellen Fertigkeiten gearbeitet werden kann, müssen die Patient:innen aber zunächst mithilfe einer Interaktionsanalyse ein besseres Verständnis für die Ursachen und Folgen ihrer interaktionellen Probleme bekommen.

4.4.1 Interaktionsanalyse

Will man eine Interaktionsstörung verstehen, reicht eine klassische Verhaltensanalyse nicht aus, da diese sich vorrangig nur auf die Person der:des Patient:in bezieht und die Bedürfnisse und Motive der anderen Person außer Acht lässt.

Interessen, Bedürfnisse und Reaktionen anderer einbeziehen

Es ist für ein adaptives, d.h. reziprokes Interaktionsverhalten unerlässlich, die andere Person und deren Innenwelt, d.h. ihre Bedürfnisse und Motive besser zu verstehen. Erst wenn Patient:innen zu dieser kognitiven Empathie (auch Perspektivwechsel genannt) in der Lage sind, können sie ihr Verhalten besser auf die andere Person abstimmen und deren Bedürfnisse berücksichtigen. Hierzu dient die sogenannte Interaktionsanalyse (vgl. Kasten).

Interaktionsanalyse

1. Objektive Beschreibung der Interaktion.
2. Welche Gedanken und Motive waren für Ihr Verhalten entscheidend?
3. Welches waren die Gedanken und Motive der anderen Person, die für deren Verhalten entscheidend waren?
4. Was für eine Auswirkung hatte Ihr Verhalten auf die andere Person?
5. Wie hätten Sie sich den Ausgang der Interaktion im Nachhinein gewünscht?
6. Welche Gedanken und Verhaltensweisen wären für den gewünschten Ausgang zielführend gewesen?

Neutrale Beobachterposition

Objektive Beschreibung der Interaktion. Die möglichst objektive Beschreibung einer problematischen Interaktion soll die Patient:innen dazu bringen, eine distanzierte und neutrale Beobachterposition einzunehmen, und damit Abstand von ihren automatischen negativen Bewertungen und kognitiven Verzerrungen zu nehmen. Hilfreich kann hierbei die Technik des *Doppelten Blicks* sein, bei der die Frage gestellt wird, was die:der Therapeut:in in der entsprechenden Situation hätte beobachten können.

Klärung handlungsbestimmender Gedanken und Motive. Insbesondere die konditionalen Annahmen und die negativen Bewertungen von anderen Menschen nehmen hier einen großen Raum ein (vgl. Kap. 4.3.1), da diese bestimmend für das Verhalten in der Interaktion sind. Diese Bewertungen sind mit dem handlungsleitenden Motiv in der Situation in Verbindung zu bringen und sollten in der weiterführenden Arbeit korrigiert werden.

Klärung der Gedanken und Motive der anderen Person. Während gesunde Menschen sich im Kontakt fortlaufend mit den möglichen Emotionen, Gedanken und der Motivation des anderen Menschen beschäftigen und diese in ihre Bewertungen und ihr Handeln mit einfließen lassen, ist dies bei narzisstischen Patient:innen nicht der Fall. Diese Empathiearmut ist ein zentrales Problem, weshalb ein Training der kognitiven Empathie (Technik des *Perspektivwechsels*) wichtig für den Therapieerfolg ist (vgl. hierzu Kap. 4.4.2).

Auswirkungen auf die andere Person. Narzisstische Patient:innen interessieren sich häufig nicht für die negativen Auswirkungen ihres Verhaltens auf andere Menschen bzw. realisieren diese nicht, was ihnen aber auf lange Sicht zum Nachteil gerät. Deswegen müssen sie durch Verhaltensbeobachtungen und mithilfe der kognitiven Empathie (Perspektivwechsel) lernen, welche Auswirkungen ihr Verhalten auf andere Menschen und deren Verhalten hat. Oft ist auch die umgekehrte Frage zielführend, nämlich wie die:der Patient:in sich selbst gefühlt hätte, wenn der andere Mensch sich ihr:ihm gegenüber so verhalten hätte.

Eine besondere Beachtung sollte die Unterscheidung der kurzfristigen und langfristigen Auswirkungen finden, die das Verhalten auf andere Personen hat. Narzisstische Verhaltensweisen haben oft kurzfristige Vorteile (z. B. Respekt, Bewunderung oder Unterordnung anderer Menschen), während sich die negativen Konsequenzen erst mittel- oder gar langfristig zeigen.

Positive Zielvorstellung. Vor dem Hintergrund der Therapieziele und der verborgenen adaptiven Bedürfnisse suchen die Patient:innen nach alternativen Ergebnissen für die problematische Situation. Da ihr Ziel zumeist ein stabilerer Kontakt zu anderen Menschen ist, wird hieran verdeutlicht, dass sie dieses Ziel nur erreichen können, wenn sie gleichzeitig die Bedürfnisse der anderen Menschen respektieren.

Hilfreiche Gedanken und Verhaltensweisen. Der entscheidende Punkt der Interaktionsanalyse ist die Bestimmung funktionaler Gedanken und Verhaltensweisen und anschließend deren Training und praktische Umsetzung im Alltag. Hierzu kommen bekannte Techniken der kognitiven Verhaltenstherapie zum Einsatz (z. B. Analyse dysfunktionaler Kognitionen, kognitive Neubewertung, Verhaltensexperimente, Training von Verhaltensfertigkeiten). Auf Grundlage der Interaktionsanalyse kann ein individuelles soziales Kompetenztraining entworfen und durchgeführt werden (vgl. Kap. 4.4.3).

Beispiel

Th.: „Wir haben in Ihrer Interaktionsanalyse festgestellt, dass Sie eigentlich nie von allein auf die Bedürfnisse Ihrer Frau eingehen. Dieses zeigt sich bei Ihnen insbesondere in Gesprächen, in denen Sie eigentlich nur von sich erzählen und Ihrer Frau nie Fragen stellen. Mein Vorschlag wäre es, dass wir einmal im Rollenspiel das üben, was man als aktives Zuhören bezeichnet."

Merke

Narzisstische Patient:innen unterstellen anderen Menschen eher egoistische Motive. Deshalb kann es bei der interaktionsbezogenen Arbeit sehr hilfreich sein, sich gemeinsam Gedanken über die soziale Natur des Menschen zu machen, sich also mit der Frage zu beschäftigen, wie egoistisch bzw. wie sozial Menschen eigentlich grundsätzlich sind. Entgegen der landläufigen Meinung wollen die meisten Menschen sich nämlich mit anderen Menschen verstehen und sich in die jeweilige Gruppe einfügen und diese unterstützen (Bregman, 2021).

4.4.2 Training der kognitiven Empathie

Die Empathie besteht aus einem kognitiven und einem emotionalen Teil. Beim Empathietraining steht die kognitive Empathie im Mittelpunkt, welche man umgangssprachlich auch als *Perspektivwechsel* bezeichnet. Hierbei werden die Patient:innen angeleitet, sich in die innere Welt der anderen Person zu versetzen und aus deren Sicht die jeweilige Situation zu betrachten. Im Rahmen eines Perspektivwechsels versuchen die Patient:innen für die relevanten Interaktionssituationen die entsprechenden Bedürfnisse, Gedanken, Gefühle und Motive der anderen Person zu ermitteln. Diese Informationen sind unerlässlich, um das Ziel einer reziproken Beziehungsgestaltung zu verfolgen.

Merke

Das Training des Perspektivwechsels ist zentral für die Neugestaltung von Beziehungen.

Vermittelt werden kann der Perspektivwechsel, indem die folgenden Fragen gestellt werden:

- Was hat Ihr Gegenüber gedacht?
- Was hat Ihr Gegenüber gefühlt?
- Was war ihr bzw. sein Bedürfnis?
- Was für ein Verhalten hätte sie bzw. er sich von Ihnen gewünscht?

Perspektivwechsel

Dies kann zunächst an Bildern von Personen bzw. Situationen (Internet, Zeitschriften, aber auch private Fotos) trainiert werden. Und auch Situationen in der therapeutischen Beziehung können hierfür genutzt werden, wie z. B. die kontingente persönliche Rückmeldung (vgl. Kap. 4.1.5). Das wichtigste Training des Perspektivwechsels findet aber im Rahmen der individuellen Interaktionsanalyse statt (vgl. Kap. 4.4.1).

Fallbeispiel

Die beruflichen Schwierigkeiten des Patienten beruhten insbesondere auf seinen heftigen Auseinandersetzungen mit seinen Kolleg:innen, die seiner Ansicht nach seine Arbeit behinderten. Anhand einer kürzlichen Auseinandersetzung mit einem Kollegen, der angeblich die notwendige Zuarbeit verweigert hatte, wurde er zu einem Perspektivwechsel angeleitet. Zunächst war der Patient davon ausgegangen, dass sein Kollege ihm aus Dummheit und mangelnder Leistungsbereitschaft nicht die gewünschten Unterlagen bereitgestellt und er ihn deswegen zu Recht angeschrien habe. Im Rahmen des Perspektivwechsels wurde ihm aber bewusst, dass der Kollege noch etliche andere Projekte am Laufen hatte und zudem noch seinem eigenen Chef zuarbeiten musste. Vor diesem Hintergrund konnte er mutmaßen, dass sein Kollege sich überfordert und gestresst fühlte und zusehen musste, dass er die wichtigsten Dinge erledigt bekam. Hierbei standen nachvollziehbar die Aufträge seines Chefs im Mittelpunkt. Nach und nach konnte der Patient verstehen, warum seine geforderte Zuarbeit aus der Sicht des Kollegen eine eher niedrigere Priorität hatte. Am Ende des Perspektivwechsels sagte der Patient: „Wahrscheinlich hätte ich genauso wie er gehandelt."

Fehlende Selbstempathie

Bei der Arbeit an dem kognitiven Empathievermögen, welche sich in einer uneingeschränkten Zuwendung zu einer anderen Person und der Beschäftigung mit deren Innenleben befasst, sollte aber nicht vergessen werden, dass es narzisstischen Patient:innen auch an Empathie sich selbst gegenüber fehlt. Sie beschäftigen sich überwiegend mit ihrer Außenwirkung und nur sehr eingeschränkt mit ihrem Innenleben, sodass sie kein tieferes Verständnis für die Vielschichtigkeit ihrer eigenen Bedürfnisse, Motive und Emotionen haben. Diese Selbstempathie ist aber von nicht zu unterschätzender Bedeutung für eine gelungene Gestaltung von Interaktionen. Deshalb wird bei der interaktionellen Arbeit der Blick immer wieder auch auf das Innenleben der Patient:innen gerichtet werden.

Dieses Training des Perspektivwechsels lässt sich mit einem sozialen Kompetenztraining verbinden (vgl. Kap. 4.4.3), in dem es um Fähigkeiten wie z. B. dem interessierten Zuhören geht. Darüber hinaus bekommen Patient:innen durch den Perspektivwechsel wichtige Informationen über die jeweils andere Person, was Grundlage für ein sozial kompetenteres und den Therapiezielen entsprechendes Verhalten ist.

4.4.3 Soziales Kompetenztraining (SKT)

Fehlende soziale Kompetenzen

Das häufig dominante und selbstsichere Auftreten von narzisstischen Patient:innen täuscht darüber hinweg, dass ihnen wesentliche soziale Kompetenzen fehlen. Viele interaktionelle Fähigkeiten, welche für eine reziproke Beziehungsgestaltung notwendig sind, müssen die Patient:innen häufig erst praktisch erlernen (z. B. zuzuhören, sich zu interessieren, Verständnis zu zeigen, Kompromisse einzugehen).

Das SKT für narzisstische Patient:innen, welches nicht zuletzt auf den Ergebnissen der Interaktionsanalyse beruht, zielt auf die folgenden Bereiche:

- reziproke Kommunikationsstrategien,
- prosoziale Verhaltensweisen.

Typische Verhaltensweisen in der Kommunikation

Stellvertretend für alle kommunikativen Probleme seien eine Reihe von „Fehlfunktionen" des Verstandes genannt, die häufig bei narzisstischen Patient:innen anzutreffen sind (entlehnt aus der Akzeptanz- und Commitment-Therapie):

- *Egoiteritis/Angeberitis:* Sich selbst ständig in den Vordergrund stellen und alle anderen zu Zuhörer:innen degradieren (z. B. „Ich ... Ich ... Ich ...").
- *Beschuldigeritis:* Heftige Aktivität mit dem Ziel, eine Schuldige bzw. einen Schuldigen für ein entstandenes Problem zu finden und sie:ihn dafür haftbar zu machen (z. B. „Das ist dein Fehler ...", „Mir wäre so etwas nicht passiert ...", „Wie kann man nur so dumm/schrecklich/unverschämt/verbohrt ... sein.").
- *Rechthaberitis:* Produktion von Äußerungen, die darum kreisen, dass man selbst recht hat, während alle anderen im Unrecht sind, und dass es nichts Wichtigeres gibt als dies. (z. B. „Siehste!", „Ich habe doch gleich gesagt, dass ...", „Warum hörst du nicht auf mich?", „Ich bin mal wieder der Einzige, der begreift, was hier los ist!").
- *Tyrannisieritis:* Produzieren von ultimativen Aufforderungen zu einem bestimmten Verhalten bzw. zur Unterlassung eines bestimmten Verhaltens unter Androhung empfindlicher Konsequenzen bei Zuwiderhandlung (z. B. „Wenn du jetzt nicht sofort ... machst, dann ...", „Tu dies, tu jenes!", „Du hast hier nichts zu sagen!").
- *Bewerteritis:* Endloses Produzieren von Bewertungen über Dinge und Menschen, meist gemäß eines Schwarz-Weiß-Prinzips: Das Bewertete ist entweder nur gut oder nur schlecht (z. B. „Der ist aber blöd!", „Die ist langweilig!").

Reziproke Kommunikationsstrategien

Reziproke Kommunikationsstrategien

Aufmerksames und aktives Zuhören. Diese Art des Zuhörens signalisiert Zuwendung und Aufnahmebereitschaft für die Mitteilungen des Gegenübers. Es besteht aus

- verbindlichen und bestätigenden Verhaltensweisen (z. B. Kopfnicken, Sätze wie „Ich verstehe", „Wie interessant", oder „Okay"),
- einem reflektierenden Zuhören (z. B. Nachfragen wie „Habe ich das richtig verstanden, dass ...?" oder Bestätigungen wie „Aha, Sie fanden also, dass ..."),
- einer häufigen Zusammenfassung der Gesprächsinhalte (z. B. „Wenn ich Sie richtig verstanden habe, dann ...").

Interesse zeigen. Diese Verhaltensweise ist der Selbstbezogenheit und Dominanz gegenläufig. So kann Patient:innen beispielsweise die Aufgabe gestellt werden, der anderen Person zunächst mindestens drei Fragen zu stellen, bevor sie etwas von sich erzählen.

Empathisch auf den anderen eingehen. Mögliche Gefühle, Gedanken und Bedürfnisse der anderen Person werden angesprochen und zur Grundlage der weiteren Kommunikation gemacht (z. B. „Ich habe den Eindruck, dass du gerade erschöpft bist und eine Pause bräuchtest").

Eigene Gefühle ansprechen. Das Ansprechen eigener Gefühle kann zu einer neuen Offenheit und Zugänglichkeit für die andere Person führen (z. B. „Ich fühle mich gerade etwas einsam").

Einverständnis und Verständnis signalisieren. Der Versuch, sich in Bezug auf die Ansichten des Gegenübers verständnisvoll zu zeigen, ist eine wirksame Übung, um mehr Nähe und Verbindlichkeit im Kontakt herzustellen (z. B. „Ich verstehe, dass Sie sich gerade überfordert fühlen und kann das angesichts Ihrer Arbeitslast gut nachvollziehen").

Unsicherheit zeigen. Es geht für die:den Patient:in hierbei darum, zu zeigen, dass sie:er bezüglich eines Themas, einer Frage oder einer Entscheidung keine eindeutige Haltung hat und diese im Gespräch erst zu finden hofft. Eine weitere Schwierigkeitsstufe besteht darin, Kompetenzmängel (z. B. Wissenslücken) offen anzusprechen (z. B. „Was Sie da gerade berichten, ist mir völlig neu, und ich habe mich damit noch nie auseinandergesetzt").

Kompromisse suchen und herausarbeiten. Anstatt auf das Durchsetzen eigener Positionen zu beharren, lernt die:der Patient:in, nach einer gemeinsamen Position zu suchen und Lösungen vorzuschlagen, welche dem Interesse beider Seiten dienen (z. B. „Okay, ich kann verstehen, dass du keinen Krimi schauen willst, aber ich will eben auch keine Lovestory sehen. Könnten wir uns auf eine Komödie einigen?").

Respektieren und Loben. Zu einer reziproken Beziehungsgestaltung gehört auch das Bekunden von Respekt bzw. das Loben für die Leistungen und Eigenschaften der anderen Person.

Sich entschuldigen. Der Alltag des Zusammenlebens bringt viele Situationen hervor, in welchen wir Menschen Fehler machen, ob wissentlich oder unwissentlich. Sich entschuldigen zu können ist unerlässlich für stabile Beziehungen (z. B. „Es tut mir leid, das war mein Fehler").

Eskalationen vermeiden. Da sich einige Meinungsverschiedenheiten grundsätzlich oder aber auch nur temporär nicht lösen lassen, sollten Diskussionen eher abgebrochen werden, anstatt diese zur Eskalation zu treiben (z. B. „Vielleicht wäre es besser, wenn wir heute Abend noch einmal darüber reden würden und hier erst einmal Schluss machen?").

Prosoziale Verhaltensweisen

Prosoziale Verhaltensweisen bringen der anderen Person unmittelbar mehr Nutzen als einem selbst. Dabei sollte aber nicht der Altruismus dieser Verhaltensweisen überbetont werden. Vielmehr wird die Bedeutung von prosozialen Verhaltensweisen zur Erreichung der Therapieziele im Sinne einer Verbesserung und Stabilisierung der sozialen Kontakte in den Vordergrund gestellt (im Sinne einer „Win-win"-Situation).

Prosoziale Verhaltensweisen

Zu den prosozialen Verhaltensweisen gehören unter anderem:

- *Jemandem etwas Gutes tun:* Hierzu wird zunächst die wichtigste Bezugsperson der:des Patient:in herausgegriffen. Dann werden unter Verwendung des Perspektivwechsels mögliche Ideen bzw. Handlungen gesucht, die dieser Person guttäten. Als Hausaufgabe sollte die:der Patient:in jede Woche ein oder mehrere Dinge von dieser Liste tun.
- *Hilfe anbieten:* Es gibt im Alltag viele Situationen, in welchen andere Menschen von unserer Hilfe profitieren können. Patient:innen müssen zunächst die Wahrnehmung für diese Situationen schärfen, um diesbezüglich aktiv zu werden.
- *Teilen:* Narzisstische Menschen neigen dazu, alle Ressourcen, Aufmerksamkeit, Erfolge nur für sich zu beanspruchen. Um jedoch Teil einer Gemeinschaft zu sein, muss man zum Teilen in der Lage sein.
- *Sich für jemanden einsetzen:* Die Interessen einer anderen Person zu vertreten ist nicht nur eine prosoziale Verhaltensweise, sondern stärkt auch die eigene Stellung innerhalb einer Gruppe.

Es ist eine häufige Befürchtung der Patient:innen, dass sie beim Aufgeben von Kontrolle und Dominanz im Rahmen dieser Übungen von anderen Menschen ausgenutzt und beschämt werden. Deswegen müssen diese Übungen in ausgiebige Vor- und Nachbesprechungen eingebettet sein, die die Ergebnisse der Fall- und Interaktionsanalyse mit einbeziehen.

4.5 Reduktion der Anspruchshaltung und Förderung der Leistungsfähigkeit

Eine überhöhte Anspruchshaltung gehört zu den zentralen Charakteristika und Problemen des Narzissmus. Narzisstische Menschen haben u. a. den Anspruch, überdurchschnittlich erfolgreich, intelligent, gebildet, vermögend oder einfach nur wichtig zu sein, wofür sie Bewunderung, eine Sonderstellung bzw. eine bevorzugte Behandlung, Zugang zu sozial höherstehenden Kreisen etc. erwarten.

Eine überhöhte und oftmals auch unrealistische Anspruchshaltung birgt mehrere Probleme:

Anspruchshaltung und Leistungsdruck

1. Wenn die Ansprüche sich auf die Reaktion der Umwelt richten, dann kann dies schnell zu Frustrationen führen, da sich die Patient:innen von deren Reaktion abhängig machen. Bleibt diese aus, bekommen sie keine bevorzugte Behandlung oder keine Bewunderung für ihre Erfolge etc., dann wird dies als Zurücksetzung oder Kränkung erlebt und führt zu Einbrüchen im Selbstwerterleben.
2. Bezüglich der Ansprüche an sich selbst, immer die:der Beste, Erfolgreichste, Reichste etc. zu sein, setzen sie sich einem sehr hohen Leistungsdruck aus. Auch wenn sie die entsprechenden Leistungen erbringen (und damit zu den erfolgreichen narzisstischen Menschen gehören), so kann der Leistungsdruck und der damit einhergehende Stress mittelfristig negative Folgeerscheinungen mit sich bringen, wie z. B. Vernachlässigung anderer Lebensbereiche wie Familie und Freunde, Erschöpfung bis hin zu einem Burnout, Depressionen, Alkohol- oder Stimulantienabusus.
3. Eine überhöhte Anspruchshaltung verursacht darüber hinaus häufig Arbeitsstörungen, da die Patient:innen aus Angst vor dem Scheitern bzw. ihrem Unvermögen, die für ihre Ansprüche notwendigen Leistungen zu erbringen (Versagensängste), ihre Bemühungen einstellen. Hierdurch erklären sich auch die häufigen Prüfungsängste narzisstischer Menschen. Sein und Schein klaffen hierdurch immer weiter auseinander, was mit der Zeit auch für die Umgebung deutlich wird. Hierauf reagieren die Patient:innen mit Scham und ziehen sich noch weiter zurück (vgl. Kap. 5.2).

> **Fallbeispiel**
>
> Der Patient berichtete, dass er im Studium in seiner Lerngruppe immer der Beste gewesen sei. Gleichwohl sei er aus Angst vor einem mittelmäßigen Abschneiden nie zu den Prüfungen gegangen.

4. Die Patient:innen werten angesichts ihrer hohen Ansprüche alle Tätigkeiten und Erlebnisweisen ab, welche einem Bedürfnis nach kreativem Selbstausdruck, Entspannung und Spiel entsprechen. Diese intrinsisch motivierten Tätigkeiten (vgl. Kap. 4.6) werden negativ bewertet und vermieden, da sie nicht für Anerkennung und Bewunderung sorgen (Zitat eines Patienten: „Bei solchen Tätigkeiten fehlt mir der Sinn“).

Eine alleinige Absenkung der hohen Ansprüche lässt sich aber kaum realisieren, da narzisstische Patient:innen noch mehr als andere Menschen ihre Motivation aus positiven Emotionen bzw. dem Erreichen von attraktiven Zielen ziehen. Ein Absenken der hohen Ansprüche ist somit eine große Herausforderung, schließlich müssen die Patient:innen auf Teile ihres grandiosen Selbst und damit auf einen Teil ihrer narzisstischen Zufuhr verzichten. Deshalb wird zunächst der Zusammenhang zwischen ihren hohen Ansprüchen und ihrer Belastung bzw. ihrem Leiden herausgearbeitet. Hierzu kann eine einfache Formel vermittelt werden, welche den Zusammenhang zwischen Zufriedenheit und Anspruch verdeutlicht:

$$\text{Zufriedenheit} = \frac{\text{Leistung bzw. Erfolg}}{\text{Anspruch}}$$

Je höher demnach der Anspruch, desto höher muss auch die Leistung und der Erfolg ausfallen, um den Quotienten hinreichend hochzuhalten.

Eine alternative Formel lautet:

Zufriedenheit = Resultat minus Anspruch bzw. Erwartung

Ansprüche senken

Die Motivation für das Absenken hoher Ansprüche ergibt sich demnach aus deren Unvereinbarkeit mit den individuellen Therapiezielen. Wollen Patient:innen ihre Therapieziele erreichen, dann müssen sie zwangsläufig die überhöhten Ansprüche senken. Sie müssen also etwas hergeben (zu hohe Ansprüche), um etwas zu bekommen (z. B. stabile Kontakte, mehr Zufriedenheit).

Fallbeispiel

Der Patient kam zur Therapie, weil sich seine Frau von ihm trennen wollte. Grund hierfür war, dass er von ihr verlangte, an seiner Seite perfekt zu sein, was sowohl Aussehen als auch ihre Persönlichkeit anging. Da sie diesen Ansprüchen seiner Ansicht nach nicht entsprach, war er mit ihr unzufrieden, machte ihr häufig Vorwürfe und verglich sie beständig mit anderen Frauen. Von seinem Ideal der perfekten Frau an seiner Seite Abstand zu nehmen, fiel ihm schwer, da er dann ja selbst auch normal und durchschnittlich sei. In einer längeren Therapiesequenz konnte er sich zu der Einsicht durchringen, dass sein Ziel einer stabilen Beziehung mit seiner Frau wichtiger sei als seine Angst vor Normalität. Und er konnte verstehen, dass er seine Frau für seine narzisstischen Ziele bislang schlichtweg missbraucht hatte.

4.6 Förderung intrinsisch motivierter Interessen

Intrinsische Motivation

Die Patient:innen leiden unter einem Gefühl der inneren Leere, Langeweile und Sinnlosigkeit (vgl. Kap. 1.2.2). Sehen sie sich mit freier Zeit konfrontiert, reagieren sie mit einem Vermeidungs- und Ablenkungsverhalten (Bewältigungsstrategien). Dieses Verhalten wird in der Schematherapie als Modus der überkompensierenden oder vermeidenden Stimulation bezeichnet, welche letztlich jedoch nur die Identitätsdiffusion bzw. die Unklarheit des Selbstkonzeptes verstärkt.

Authentizität

Eng verbunden hiermit ist der Begriff der Authentizität, also der Fähigkeit, sich in Bezug auf seine Identität bzw. sein Selbstkonzept offen und aktiv zu verhalten. In einer sozialpsychologischen Definition werden folgende Kriterien für den Begriff der Authentizität genannt (Kernis & Goldman, 2003):

1. *Bewusstsein:* Ein authentischer Mensch ist sich seiner eigenen Stärken, Schwächen, Gefühle und Motive bewusst.
2. *Ehrlichkeit:* Mit dem bewussten Wissen um seine Person kann der Mensch seiner realen Umwelt begegnen und auch unangenehme Rückmeldungen akzeptieren.
3. *Konsequenz:* Ein authentischer Mensch kann nach seinen eigenen Werten handeln, auch wenn dieses Handeln für ihn einen Nachteil hat.
4. *Aufrichtigkeit:* Authentizität beinhaltet die Bereitschaft, seine negativen Seiten nicht zu verleugnen.

Aus dieser Definition der Authentizität lassen sich wichtige Anhaltspunkte für die Therapie ableiten. Zunächst können narzisstische Patient:innen nur in geringem Ausmaß authentisch sein, da sie sich auf kein klares Selbstkonzept beziehen können. Sie wissen nicht, wer sie eigentlich sind, und können sich folglich auch nicht authentisch verhalten. Vielmehr müssen sie aus einem Mangel eines klaren Selbst die Definition ihres Selbst und dessen positive Bewertung (im Sinne des Selbstwertgefühls) von anderen Menschen erfahren.

Beispiel

Pat.: „Ich weiß nicht, ob ich das schon einmal gesagt habe, aber ich weiß nicht, wer ich eigentlich bin. Ich weiß, was ich tue, aber das tue ich ja alles nur, um ein positives Feedback zu bekommen. Letztlich gilt das positive Feedback aber nicht mir, sondern nur meiner Fassade."

Die Patient:innen fragen sich also weniger:

- „Wie geht es mir?"
- „Welche Gefühle und Bedürfnisse habe ich gerade?"
- „Wie kann ich anderen Menschen mitteilen, was mich bewegt?"
- „Wie kann ich mir Unterstützung und Geborgenheit bei anderen Menschen sichern?"
- „Was bringt mir gerade Spaß?"
- „Was kann ich gut und welche Fähigkeiten möchte ich weiterentwickeln?"

Vielmehr stellen sie sich die folgende Art von Fragen:

- „Wie kann ich die anderen beeindrucken?"
- „Was muss ich lernen, was muss ich tun, damit ich den anderen überlegen bin?"

- „Mit welcher Meinung, welchem Hobby bzw. Interesse kann ich vor den anderen glänzen?"
- „Wie kann ich am besten verhindern, dass ich mich vor den anderen blamiere, als Außenseiter dastehe, als mittelmäßig bewertet werde?"

Erschwerend ist für die Patient:innen, dass sie diese Gefühle von Leere und Sinnlosigkeit nicht innerhalb kurzer Zeit beheben können, sondern sie sich vielmehr mit den Folgen ihrer lebenslangen Vernachlässigung der genannten Bedürfnisse konfrontiert sehen. Während sie im Rahmen der Übungen zur sozialen Kompetenz oder prosozialen Verhaltensweisen unter Umständen schnelle und motivierende Erfolge erzielen können, ist dies bei der inneren Leere nicht der Fall. Die Patient:innen können sich z.B. nicht rasch Interessen und Hobbys zulegen, um dann nach kurzer Zeit eine Identität zu empfinden. Die Frage zu klären, wer man unabhängig von der Betrachtung anderer Menschen eigentlich *ist,* d.h., was man aus Interesse, Leidenschaft, Neugier etc. verfolgt bzw. verfolgen will (also aus intrinsischer Motivation), ist eine nicht zu unterschätzende Herausforderung.

Zur Bearbeitung dieser Problematik zählen die folgenden Interventionen:
- Klärung der Identitätsdiffusion,
- Reduktion des rastlosen Ablenkungs- und Vermeidungsverhaltens,
- Suche nach intrinsischen Interessen und Hobbys.

4.6.1 Die Klärung der Identitätsdiffusion

Vielen Patient:innen ist ihre innere Leere zwar schmerzlich bewusst, aber sie verstehen weder deren Ursprung noch kennen sie Mittel und Wege zu deren Veränderung. Am Anfang steht deshalb ein Klärungsprozess, der den Prinzipien der Schemaarbeit entspricht. Hierzu gehören Fragen wie:

- Welche Gefühle stellen sich ein, wenn Sie nichts zu tun haben?
- Mit welchen Tätigkeiten bzw. Aktivitäten versuchen Sie, diese Gefühle zu bekämpfen?
- Was sind die negativen Konsequenzen dieser Tätigkeiten bzw. Aktivitäten?
- Welche Tätigkeiten, Hobbys etc. haben bei Ihnen in der Vergangenheit zu einem Gefühl der Befriedigung geführt, ohne dass diese abhängig von der Reaktion anderer Menschen war?

Förderung intrinsisch motivierter Interessen

Die Schemaarbeit wird durch die Unterscheidung von extrinsischer und intrinsischer Motivation ergänzt (vgl. Kap. 1.2.2). Hierdurch wird auch die Zielrichtung der weiteren therapeutischen Arbeit gebahnt, welche in einer Zunahme an intrinsisch motivierten Tätigkeiten besteht.

4.6.2 Reduktion des Ablenkungs- und Vermeidungsverhaltens

Die Konfrontation mit ihrer inneren Leere und ihrer Langeweile ruft bei den Patient:innen Anspannung und Unruhe hervor, welche sie zu vermeiden bzw. zu bekämpfen suchen. Diese individuellen dysfunktionalen Bewältigungsstrategien werden identifiziert und in ihrer Funktionalität geklärt. Hierzu kann man nach typischen Augenblicken der Betätigungslosigkeit, wie z. B. dem Wochenende, fragen. Dann schaut man sich die Aktivitäten der Patient:innen zu diesem Zeitpunkt an und versucht u. a. durch eine Verhaltensanalyse zu klären, ob diese eine Bewältigungsstrategie für ihre innere Leere, Unzufriedenheit und Langeweile darstellen. Oftmals haben die Tätigkeiten den Charakter der Getriebenheit und Rastlosigkeit und lassen eine wirkliche Befriedigung vermissen. Darüber hinaus werden die negativen Langzeitkonsequenzen herausgestellt, die in der Aufrechterhaltung der Identitätsdiffusion und der problematischen Emotionen bestehen.

Dysfunktionale Bewältigungsstrategien

Zu den dysfunktionalen Bewältigungsstrategien für das Gefühl der inneren Leere und Langenweile gehören Aktivitäten wie z. B.

- Arbeiten,
- exzessiver bzw. kompetitiver Sport,
- wahllos Kontakte zu anderen Menschen suchen,
- sexuelle Kontakte bzw. exzessive Selbstbefriedigung/Pornokonsum,
- rastlose Aktivitäten,
- Fernsehen,
- Alkohol bzw. Drogen,
- Computerspiele,
- Internetsurfen,
- Chatten über Interforen,
- Shoppen bis hin zur Kaufsucht.

Fallbeispiel

Waren seine Frau und Kinder nicht zu Hause, überkam den Patienten eine quälende Unruhe und er fing an, sich verschiedene Betätigungen im Haus zu suchen. Ob es die Reparatur seines Autos war, die Arbeit an seinem Boot oder das Umräumen seines Arbeitszimmers – Hauptsache, er hatte eine Beschäftigung. Allerdings führt er keine dieser Arbeiten zu Ende, weil sie ihn gar nicht wirklich interessierten, sondern brach sie irgendwann unvermittelt ab, um sich einer anderen Betätigung zu widmen. Auf Befragen hin räumte er ein, dass ihm keine dieser Tätigkeiten Spaß bringt, sondern sie nur der Ablenkung von dem quälenden Gefühl der inneren Leere dient.

Verhaltensanalyse:
- *Situation:* „Meine Frau ist mit den Kindern über das Wochenende weggefahren. Ich wache am Samstagmorgen allein auf und denke an die freie Zeit."
- *Organismus:* Identitätsdiffusion; keine intrinsischen Motive im Sinne von Hobbys, Interessen, Freundschaften.
- *Reaktion:*
  - kognitiv: „So viel freie Zeit; ich muss irgendetwas tun."
  - emotional: Gefühl der Inneren Leere und Langeweile.
  - physiologisch: Anspannung, innere Unruhe.
  - Verhalten: Sofort aufstehen, frühstücken und dann am Auto arbeiten, Arbeit am Boot, Arbeitszimmer umräumen, jedoch ohne Abschluss einer der genannten Tätigkeiten.
- *Konsequenz:*
  - kurzfristig positiv: Erleichterung, Gefühl der Sinnhaftigkeit.
  - kurzfristig negativ: zunehmende Unlust bei den einzelnen Arbeiten.
  - langfristig: keine Erfolgserlebnisse, da keine Arbeit beendet wurde; Unzufriedenheit mit dem Wochenende; Verstärkung des Gefühls der Sinnlosigkeit.

Selbstberuhigung

Wenn die Funktionalität der Betätigungen geklärt ist, wird ein Therapierational besprochen, welches zunächst im Ertragen von Betätigungslosigkeit zusammen mit einer Technik der Selbstberuhigung besteht. Diese Entspannungsstrategie dient der Entkopplung des aversiven Zustandes der Betätigungslosigkeit von der Vermeidungsstrategie der rastlosen Ablenkung. Hierzu können die Patient:innen die Aufgabe bekommen, zunächst im Rahmen der Therapiesitzung fünf Minuten dazusitzen, nichts zu tun und eine zuvor eingeübte Entspannungsstrategie anzuwenden (Achtsamkeit, Atemmeditation, Selbstberuhigung, progressive Muskelrelaxation). Diese Übungen werden zeitlich immer weiter ausgedehnt und als Hausaufgabe zum täglichen Üben vereinbart.

4.6.3 Die Suche nach intrinsisch motivierten Interessen und Hobbys

Die innere Leere und Langeweile können letztlich nur von intrinsisch motivierten Interessen behoben werden. Also Interessen, die nicht von einem Leistungsanspruch, einer übertriebenen Anspruchshaltung bzw. von dem Ziel, andere Menschen zu beeindrucken, geprägt sind. Sie haben demnach die folgenden Charakteristika:
- Sie bieten eine Befriedigung allein durch ihren Vollzug und nicht durch ein vorzeigbares Ergebnis, d.h. sie sind nicht leistungsorientiert.

- Sie sind selbst gewählt und entsprechen nicht den Erwartungen anderer.
- Sie dienen nicht zum sozialen Vergleich mit anderen Personen.

Die Suche nach entsprechenden Interessen und Aktivitäten gestaltet sich oftmals schwierig, da diese einerseits wegen ihrer fehlenden Außenwirkung als unattraktiv erlebt werden, andererseits die Patient:innen häufig keine Idee haben, womit sie sich beschäftigen könnten.

Positive Aktivitäten fördern

Narzisstisch motivierte Einwände gegen diese Interessen (z. B. „Das machen doch alle“, „Was habe ich denn letztlich davon?“) werden thematisiert und disputiert. Um mögliche Interessen bzw. Hobbys ausfindig zu machen, bietet sich beispielsweise die Frage an, für was die Patient:innen sich in ihrer Jugendzeit begeistern konnten.

Fallbeispiel

Seine Freizeit verbrachte der Patient mit Internetsurfen oder in endlosen Computerspielen, die er aber selbst als Totschlagen von Zeit bezeichnete. Auf die Frage nach echten Interessen war er zunächst ratlos. Doch irgendwann fiel ihm ein, dass er bei Spaziergängen in der Natur immer ganz ruhig würde. Hieraus entwickelte er dann die Idee, sich einmal mit seinem Garten zu beschäftigen, was er nach und nach in die Tat umsetzte. Nach einigen Monaten berichtete er seinem Therapeuten, dass er während der Gartenarbeit wirklich abschalten könne und sich auch über die ersten Ergebnisse dessen freuen würde.

4.7 Existenzielle Perspektive

Wenn narzisstische Patient:innen im Verlauf einer Psychotherapie ihr Größenselbst hinterfragen und sich ihrem vulnerablen Selbst zuwenden, weisen sie häufig eine tiefgreifende Orientierungslosigkeit auf. Ohne ihr Größenselbst und auf ihr vulnerables Selbst zurückgeworfen, merken sie, dass sie kein stabiles und belastbares Wertesystem und keinen klaren Bezug zu anderen Menschen haben. Manchmal kommen narzisstische Patient:innen allein deswegen zur Psychotherapie, weil sie unter diesem Gefühl der Sinnlosigkeit und grundsätzlichen Desorientiertheit in ihrem Leben leiden.

Fallbeispiel

Der 48-jährige Patient konnte durch seinen Job als freischaffender Softwareentwickler, ständig wechselnde Partnerinnen und internationale Wohnorte seine narzisstischen Bedürfnisse befriedigen. Doch altersbedingt kam er mit diesem Lebenskonzept zunehmend ins Straucheln und zum Zeitpunkt des Therapiebeginns war er vereinsamt und beschäftigungslos. Das hatte jedoch bislang an seinem Lebensentwurf („Hübsche Frauen, tolle Locations zum Leben und genügend Geld, ohne viel zu arbeiten") nichts geändert. In der Therapie berichtet er aber von einem zunehmenden Gefühl von Sinnlosigkeit angesichts der schwindenden Aussicht, diesen Lebensentwurf weiterhin zu realisieren. Außerdem habe er in der letzten Zeit häufig darüber nachgedacht, ob ihm nicht wichtige Dinge im Leben fehlen würden.

Arbeit an der Sinnfrage

Eine Psychotherapie narzisstischer Patient:innen berührt deshalb häufig sogenannte existenzielle Fragen und letztlich können und sollten Therapeut:innen diesen Fragen nicht ausweichen. Nicht selten kommen die bekannten verhaltenstherapeutischen Strategien und Vorgehensweisen erst dann richtig zur Geltung, wenn die Patient:innen sich hinreichend mit Fragen nach dem Sinn, dem Wozu oder der Frage „Wie will ich leben?" beschäftigt haben. Um diese tiefgreifende Verunsicherung und Desorientiertheit zu thematisieren und zu bearbeiten, kann ein existenzieller Ansatz hilfreich sein, welcher sich mit dem In-der-Welt-Sein und dem dialogischen Austausch mit der Welt beschäftigt (Noyon & Heidenreich, 2012). Die Einnahme einer existenziellen Perspektive stellt kein eigenständiges Modul der Therapie dar, sondern kann und sollte zu passenden Zeitpunkten der Therapie immer wieder angestoßen werden.

Hierzu wird an den vier fundamentalen Dimensionen der menschlichen Wirklichkeit gearbeitet:

1. *Der Bezug zur Realität.* Hierbei werden einschränkende Gegebenheiten (z. B. Talent, Leistungsvermögen, finanzielle Ressourcen) und eröffnende Möglichkeiten (welche Fähigkeiten und Lebensbereiche die Patient:innen z. B. bislang vernachlässigt haben) disputiert. Zentral ist hier die Arbeit an der Akzeptanz des Gegebenen.
2. *Bezug zum Leben.* Da die Beziehungslosigkeit und der Wertemangel zu einer Abkehr von vielen Lebensbereichen und damit einer Entfremdung führt, wird an einer Wiederaufnahme von Beziehungen und der Fähigkeit zur Nähe und Zuwendung gearbeitet.
3. *Bezug zum Selbstsein.* Jeder Mensch braucht einen inneren Bezug zu sich (Selbstbild, Selbstwert, Authentizität) und nach außen (Identität, Ansehen, Wertschätzung). Sich selbst realistisch einzuschätzen, sich mit seinen individuellen Fähigkeiten und Neigungen anzunehmen, und diese in authentische Handlungen umzusetzen, ist ein wichtiges therapeutisches Ziel.
4. *Leben im Kontext.* Da kein Mensch ohne einen größeren stabilen Kontext leben kann (System, Arbeitsplatz, Familie, Freunde), muss er sein persönliches Lebensumfeld auswählen, sich dafür bewusst entscheiden und gestalten.

Diese existenzielle Perspektive ist geprägt von einer Werteklärung und einer Wertefindung. Zu Beginn können in Anlehnung an Eifert (2011) Fragen gestellt werden wie

Werte klären

- Wenn Sie nur noch zehn Jahre zu leben hätten, was würden Sie mit der Zeit tun, die Ihnen auf der Erde bleibt?
- Wenn Sie jetzt 85 Jahre alt wären, was hätten Sie rückblickend in Ihrem Leben lieber anders gemacht?
- Was soll einmal auf Ihrem Grabstein stehen?

Vor diesem Hintergrund wird an einem Lebens- bzw. Wertekompass gearbeitet (vgl. Abb. 5), in dem die Wichtigkeit bestimmter Werte, d.h. bestimmter Lebensbereiche, und die realen Handlungen, welche die Patient:innen diesen Werten widmen, erfasst werden. Dabei fällt es Patient:innen häufig schwer, authentische Werte im Sinne ihres Therapiezieles von narzisstischen bzw. sozial erwünschten Werten zu unterscheiden. In diesem Fall kann es hilfreich sein, den Lebenskompass zunächst als IST-Zustand auszufüllen, um in einem nächsten Schritt dann einen SOLL-Zustand zu erarbeiten.

Da die werteorientierte Arbeit mit der Bereitschaft verknüpft ist, bisherige narzisstisch geprägte oder überhöhte Werte aufzugeben, geht sie zwangsläufig mit einer vorübergehenden Zunahme aversiver Emotionen wie Scham, Hilflosigkeit, Traurigkeit und Angst sowie krisenhafter Phasen einher. Therapeut:innen sollten deshalb die enge Beziehung zwischen Akzeptanz, Bereitschaft zur Neuorientierung und einem werteorientierten Leben hervorheben.

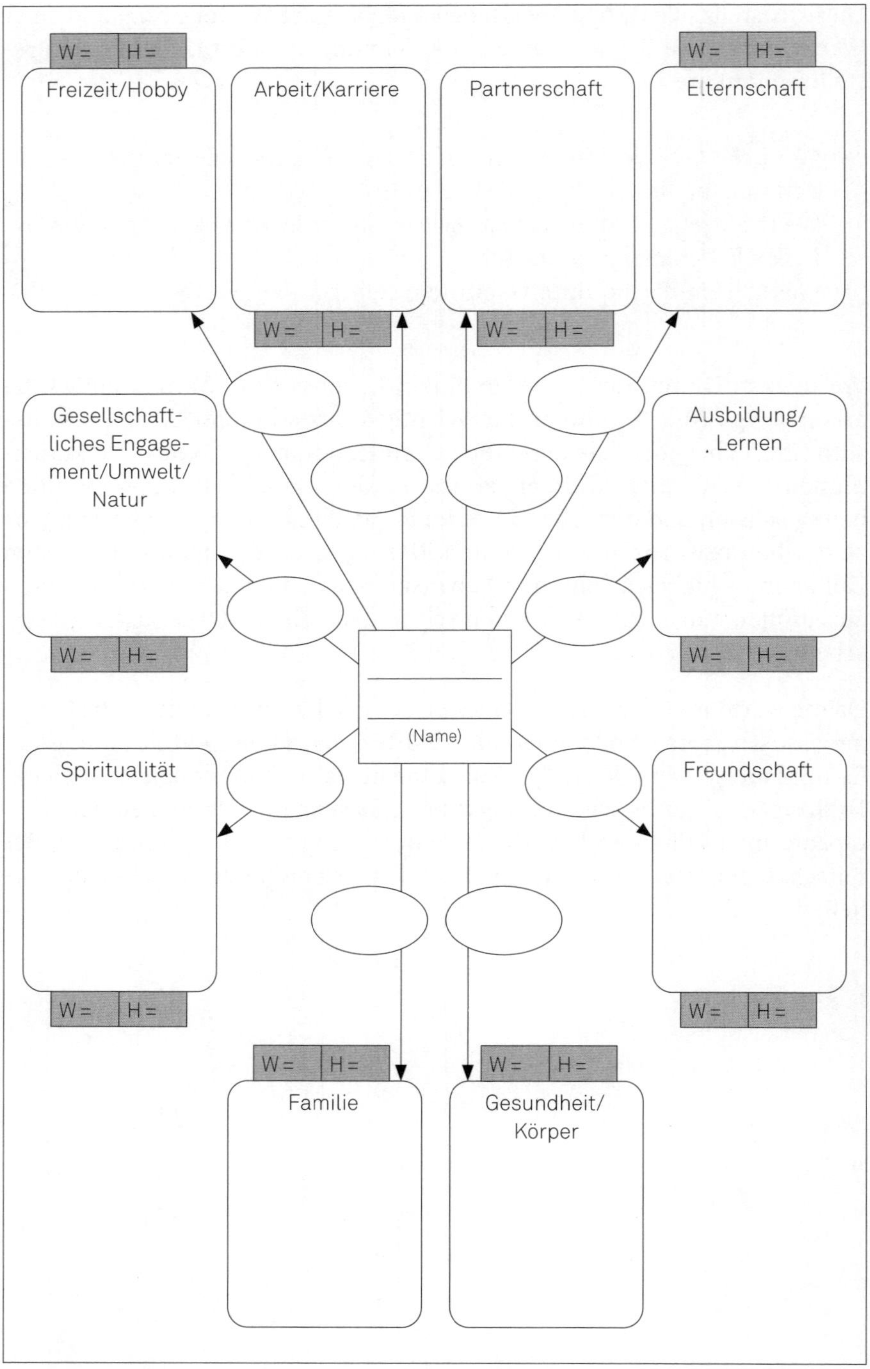

Abbildung 5: Wertekompass (in Anlehnung an Eifert, 2011, S. 101; W = Wert, H = Handlung).

5 Effektivität und Prognose

5.1 Empirische Evidenzen

Keine empirischen Studien

Empirische Studien zur Psychotherapie narzisstischer Patient:innen wurden bis dato nicht publiziert. Deshalb orientiert sich dieser verhaltenstherapeutische Therapieansatz an bekannten Verfahren zur Therapie persönlichkeitsgestörter Patient:innen wie der kognitiven Verhaltenstherapie (Beck, Davis & Freeman, 2015), der klärungsorientierten Psychotherapie (Sachse et al., 2011) und vor allem der Schematherapie (Rödiger, 2016). Positive Studien zur Effektivität der Schematherapie wiesen die inkludierten Patient:innen mit einer NPS aber nicht separat aus (Bamelis, Evers, Spinhoven & Arntz, 2014).

Eine einzige prospektive Studie zum Longitudinalverlauf, allerdings ohne ein einheitliches Therapieprotokoll, zeigte einen Zusammenhang zwischen der Verbesserung der narzisstischen Symptomatik und den folgenden drei Lebenserfahrungen (Ronningstam, Gunderson & Lyons, 1995), ohne dass allerdings zwischen therapeutischen und außertherapeutischen Einflüssen unterschieden werden konnten:

- Erfolgserlebnisse,
- günstige Beziehungserfahrungen und
- eine angemessene (d.h. realistische) Selbstwahrnehmung.

Diese Ergebnisse unterstützen die Bedeutung vieler der oben aufgeführten therapeutischen Strategien, wie z.B. die Schemaklärung, die korrigierenden Erfahrungen in der therapeutischen Beziehung und die interaktionelle Arbeit.

Hinweise auf eine schlechte Prognose

Für eine schlechte Prognose der Psychotherapie narzisstischer Patient:innen hingegen sprechen nach Kernberg (2006) die folgenden Punkte:

- ein junges Alter,
- chronisches berufliches Versagen trotz höherer Schulbildung und entsprechender Fähigkeiten aufgrund einer geringen Leistungsmotivation bzw. -fähigkeit,
- im Vordergrund stehende Arroganz, insbesondere gegenüber der:dem Therapeut:in,
- Autodestruktivität (z.B. Suizidversuche, Autoaggression, Abbruch privater Beziehungen),
- dissoziale Züge bzw. maligner Narzissmus,
- Verdrängung von Abhängigkeitsbedürfnissen,
- ein hoher primärer oder sekundärer Krankheitsgewinn,
- Drogen- und Alkoholmissbrauch.

In der ambulanten Psychotherapie weisen die Patient:innen eine Abbruchquote von ca. 60 % auf. Auch erfahrene Therapeut:innen erleben, dass Patient:innen ohne Vorwarnung die Therapie abbrechen.

> **Fallbeispiel**
>
> Der 27-jährige arbeitslose Patient stellt sich mit depressiven Beschwerden vor. Nach zwei abgebrochenen Studiengängen und einem gescheiterten Start-up-Unternehmen lebt er derzeit von der Unterstützung seiner Eltern. In den ersten Stunden erzählt er überwiegend von seinen Plänen für ein neues Start-up, und dass seine Depression ihm eine Arbeit hieran leider unmöglich machen würde. Seinen täglichen Marihuanakonsum findet er nicht weiter bedenklich, da er seiner Ansicht nach jederzeit damit aufhören kann. Darüber hinaus versucht er den Therapeuten nach dessen Privatleben („Fahren Sie einen Porsche?“) und dessen finanziellen Einkünften („Fällt bei Ihrem Job eigentlich genügend zum Leben ab?“) auszufragen. Zur vierten Therapiestunde erscheint der Patient dann nicht mehr und antwortet auch nicht auf eine E-Mail.

5.2 Gescheiterte und erfolglose narzisstische Patient:innen

Hinsichtlich der Prognose einer Psychotherapie spielt der (berufliche) Erfolg der Patient:innen eine gewichtige Rolle. Sachse et al. (2011) unterscheiden diesbezüglich gescheiterte von erfolglosen narzisstischen Patient:innen.

Gescheiterte narzisstische Patient:innen

Gescheiterte narzisstische Patient:innen erleben trotz eines hohen Arbeitseinsatzes berufliche Probleme (Nicht-Erreichung des beruflichen Ziels, Konflikte am Arbeitsplatz, Kündigung etc.). Sie weisen zwar weiterhin eine hohe Arbeitsmotivation auf, haben aber ihre diesbezüglichen Bemühungen eingestellt und sich (gekränkt) zurückgezogen, weil sie die damit verbundenen Frustrationen nicht ertragen konnten. Oftmals spielen Schamgefühle infolge eines sichtbaren Misserfolges eine große Rolle, sodass bestehende berufliche Möglichkeiten nicht genutzt werden. Den Patient:innen sollte bei der Verarbeitung ihres Misserfolges und den Möglichkeiten eines gesichtswahrenden beruflichen Wiedereinstieges geholfen werden. Dabei kommt u. a. der Disputation von dysfunktionalen Kognitionen wie z. B. dem dichotomen Denken (z. B. „Entweder bin ich der Größte oder ein Loser“) oder der Über- und Untertreibung (z. B. „Ich werde nie wieder richtig leistungsfähig sein“) eine wichtige Rolle zu.

Hoher Erwartungsdruck

Hinderlich für die Verarbeitung von Misserfolgen ist neben der hohen Anspruchshaltung auch der hohe Erwartungsdruck, den sie auf sich selbst ausüben (z. B. „Ich muss immer der Beste sein!") oder welcher von anderer Seite auf sie ausgeübt wird (z. B. durch eine Erwartungshaltung der Eltern). Diese Erwartungshaltung muss hinterfragt und das Recht auf Selbstbestimmung betont bzw. die Motivation zur Selbstbestimmung gestärkt werden. Hierzu werden die Kosten der eigenen und fremden Erwartungshaltung transparent gemacht und u. a. durch Förderung der eigenen Autonomie darauf hingearbeitet, dass die Patient:innen sich gegen falsche oder überzogene Erwartungshaltung seitens ihrer Umwelt abgrenzen können. Hierauf aufbauend kann nach beruflichen Zielen gesucht werden, welche attraktiv und realistisch sind.

Merke

Bei narzisstischen Patient:innen, welche erst seit kurzer Zeit arbeitsunfähig sind und eine realistische Chance auf einen beruflichen Wiedereinstieg haben, sollte dieser wenn irgend möglich als Therapieziel etabliert werden. Bei einer zu langen Arbeitslosigkeit sinkt die Wahrscheinlichkeit eines beruflichen Wiedereinstieges erheblich mehr als bei anderen Patient:innen. Es droht eine andauernde Erfolglosigkeit und damit der Verlust einer wichtigen Quelle des Selbstwertes.

Erfolglose narzisstische Patient:innen

Erfolglose narzisstische Patient:innen unterscheiden sich von den gescheiterten narzisstischen Patient:innen dahingehend, dass sie keine Arbeitsmotivation mehr haben, sondern sich aufgrund von Misserfolgserlebnissen und einer mangelnden Leistungsfähigkeit und -bereitschaft häufig frühzeitig aus dem Arbeitsleben zurückgezogen haben. Infolgedessen flüchten sie sich in Größenfantasien (z. B. „Eines Tages werde ich ..."), in eine Depression mit sekundärem Krankheitsgewinn (z. B. „Ich würde ja, wenn ich nicht depressiv geworden wäre") oder in eine chronische Verbitterung (z. B. „Ich hätte alles erreicht, wenn ich nicht von meinem neidischen Vorgesetzten gemobbt worden wäre"). Leider sind viele der oben genannten therapeutischen Strategien bei diesen Patient:innen wenig erfolgversprechend. Einen sogenannten Beziehungskredit aufzubauen ist für Therapeut:innen kaum möglich, da eine komplementäre Beziehungsgestaltung aufgrund fehlender Ressourcen und Erfolge erschwert ist. Darüber hinaus wird die Bearbeitung des vulnerablen Selbst für die Patient:innen zu einer großen Belastung, welche sie aufgrund ihrer Ressourcenknappheit nicht kompensieren können. Und auch die Bearbeitung von dysfunktionalen Bewältigungsstrategien ist erschwert, da die Patient:innen für diese bereits von ihrer Umgebung viel Kritik erfahren haben und auf deren therapeutische Thematisierung sie deshalb abweisend reagieren.

Jegliche Veränderung, gerade hinsichtlich beruflicher Tätigkeiten, wird darüber hinaus als Beschämung erfahren, da die realistischen Möglichkeiten weiter hinter ihren narzisstischen Zielen und den Erfolgen anderer Menschen zurückbleiben. Deshalb empfiehlt sich bei erfolglosen narzisstischen Patient:innen ein Vorgehen, das zunächst von einer Empathie und Akzeptanz für ihr passives Verhalten geprägt ist. Eine ressourcenorientierte Arbeit und die Umsetzung kleiner Veränderungen ohne einen großen Veränderungsdruck sollten hier im Mittelpunkt stehen. Ob darüber hinaus eine Schemaarbeit möglich ist, kann nur im Einzelfall entschieden werden.

Fallbeispiel

Die 47-jährige Patientin kam wiederholt bei Exazerbationen ihrer langjährigen Depression zur Aufnahme. Mittlerweile hatte sie in diversen therapeutischen Settings Behandlungsversuche mit nahezu sämtlichen Antidepressiva erfahren, ohne dass es zu einer Besserung gekommen war. Bei einer genaueren Exploration ergab sich das Bild eines vulnerablen Narzissmus mit nahezu kompletter Vereinsamung, nachdem die Patientin vor zehn Jahren ihren narzisstisch überhöhten Arbeitsplatz in einer Behörde aufgrund von Auseinandersetzungen mit ihrem Vorgesetzten verloren hatte. Der primäre und sekundäre Krankheitsgewinn der Depression war bei der Patientin so groß, dass sie einen psychotherapeutischen Behandlungsversuch ablehnte.

6 Probleme bei der Durchführung

6.1 Individuelle Gestaltung des Therapieangebotes

Die Therapie narzisstischer Patient:innen erfordert wegen ihrer individuellen Problematik und ihren individuellen Bedürfnissen auch eine individualisierte Vorgehensweise und verschiedene therapeutische Strategien. Eine Therapie nach einem festgelegten Ablauf bzw. Algorithmus sollte deshalb nicht angestrebt werden. Somit stellt sich für Therapeut:innen bei jeder:jedem Patient:in zu Beginn und auch im Verlauf der Therapie immer wieder die Frage, von welchem therapeutischen Vorgehen sie:er am meisten profitieren würde. Das erfordert vonseiten der Therapeut:innen die Fähigkeit, sich auf die Bedürfnisse, Motive, Interessen, Vorlieben und Ressourcen der Patient:innen im vertretbaren Rahmen einzustellen. Hierzu sind wiederum die drei Aspekte der therapeutischen Allianz (vgl. Kap. 4.1.1) entscheidend:

1. Welche Ziele sind für diese:diesen Patient:in attraktiv?
2. Mit welchen Techniken kommt diese:dieser Patient:in am besten zurecht?

3. Welche Art der Beziehungsgestaltung empfindet diese:dieser Patient:in als angenehm, vertrauensvoll und motivierend?

Individuelle Gestaltung der Therapie

Es steht im Ermessen der:des Therapeut:in, aus den vorgestellten Strategien und Interventionen eine Auswahl zu treffen, welche der Problematik und den Bedürfnissen der:des jeweiligen Patient:in am ehesten entspricht. Darüber hinaus hat auch der Schweregrad der narzisstischen Störung einen Einfluss auf die Gestaltung der Therapie. Im Folgenden soll dieser Umstand anhand einiger individueller Problemkonstellationen exemplarisch zur Darstellung kommen.

1. *Erfolgreiche narzisstische Patient:innen mit mittelgradigen Beziehungsproblemen im ansonsten stabilen Berufs- oder Privatleben.* Hier kann der alleinige Fokus auf der interaktionellen Arbeit liegen, ohne dass z.B. eine ausgiebige Schemaarbeit notwendig ist.
2. *Erfolgreiche narzisstische Patient:innen mit Burnout-Symptomatik.* Diese Patient:innen profitieren eventuell von einer Arbeit an ihren überzogenen Ansprüchen, einer Stressreduktion und dem Aufbau intrinsisch motivierter Interessen.
3. *Narzisstische Patient:innen mit krisenhafter Zuspitzung ihrer Probleme.* Hier sollte zunächst eine Krisenintervention mit Problemlösestrategien im Vordergrund stehen.
4. *Narzisstische Patient:innen mit gravierenden Beziehungsproblemen in Berufs- und Privatleben.* Hier sind eine Schemaarbeit und interaktionelle Arbeit unverzichtbar.
5. *Erfolglose narzisstische Patient:innen.* Hier kann die Arbeit an intrinsisch motivierten Interessen und die Lösung konkreter Lebensprobleme am hilfreichsten sein.

So sehr Therapeut:innen in der Lage sein sollten, flexibel auf die Bedürfnisse und Wünsche ihrer Patient:innen einzugehen, so müssen sie bei übertriebenen Wünschen (z.B. nach Therapiestunden in den späten Abendstunden oder der Wunsch nach der Handynummer der:des Therapeut:in für angebliche Notfallkontakte) in der Lage sein, eine klare und unmissverständliche Grenze zu ziehen.

6.2 Persönliche Reaktion der:des Therapeut:in

Die Zusammenarbeit mit narzisstischen Patient:innen ist aufgrund der Problemaktualisierung in der therapeutischen Beziehung (der sogenannten Übertragungsreaktion) eine große Herausforderung für Therapeut:innen. Die problematischen Verhaltensweisen reichen von einer initialen Idealisierung oder Abwertung der:des Therapeut:in über ein ausgeprägtes Kontroll- und Dominanzverhalten bis hin zu einer Sexualisierung des Kontaktes oder Vorwürfe und Aggressionen. Häufig haben Therapeut:innen aber auch nur den Eindruck, dass Patient:innen *zu* ihnen sprechen und nicht *mit* ihnen, sodass sie sich eher als Zuhörer:innen eines Selbstgespräches bzw. der Selbstdarstellung der Patient:innen fühlen.

Untherapeutische Reaktionen

Diese Verhaltensweisen lösen bei jeder:jedem Therapeut:in eine persönliche Reaktion aus, da sie hierdurch in ihrem eigenen Narzissmus getroffen werden. Insbesondere junge bzw. unerfahrene Therapeut:innen laufen deshalb Gefahr, ihre Therapeut:innenrolle zu verlassen und unprofessionell zu reagieren. Diese Reaktionen können u. a. in erotischen Gefühlen, Stolz, Angst, Ärger, untherapeutischer Konfrontation und offener Ablehnung bestehen. Es ist deshalb eine nicht zu unterschätzende Herausforderung, eigene Bedürfnisse, Schemata und automatische Reaktionsweisen hinreichend verstanden zu haben und diese regulieren zu können, um Patient:innen gegenüber in der Rolle als Therapeut:in gerecht zu werden. Außerdem sollte die eigene Rolle als Helfende bzw. Helfender hinreichend reflektiert werden, um die womöglich auftretenden negativen Zuschreibungen der Patient:innen zu ertragen und zu verarbeiten, die in einem Gegensatz zum eigenen Selbstbild als Helfende bzw. Helfender stehen. Hilfreich ist deshalb auch für erfahrene Therapeut:innen oftmals eine Intervision, um sich und ihre Rolle von Kolleg:innen reflektiert zu bekommen.

6.3 Mangelnde Motivation, Krisen und Therapieabbruch

Narzisstische Patient:innen weisen regelhaft eine instabile Therapiemotivation auf. Nicht selten kommen sie auch fremdmotiviert zur Therapie (insbesondere auf Drängen der:des Partner:in oder der:des Arbeitgeber:in). Dabei können sie sich passiv und distanziert verhalten, das therapeutische Vorgehen offen oder verdeckt kritisieren oder gar sabotieren. Therapeut:innen sollten Zweifel und Motivationseinbrüche von sich aus empathisch und validierend ansprechen. Darüber hinaus sollte das Für und Wider der therapeutischen Schritte offen diskutiert und abgewogen werden. Besonders hilfreich ist es wiederum, das Verhalten der:des Patient:in als Problemaktualisierung in der therapeutischen Beziehung zu verstehen und zu bearbeiten.

Merke

In Supervisionen zeigen sich unerfahrene Therapeut:innen bezüglich der problematischen Verhaltensweise von narzisstischen Patient:innen in der therapeutischen Beziehung immer wieder frustriert (z. B. „Wenn mein Patient nur nicht immer diese leicht arrogante und abwertende Art hätte, wäre die ganze Zusammenarbeit viel einfacher"). Dies wäre aber so, als ob man sich von depressiven

Patient:innen wünschen würde, dass diese nicht so klagsam wären, oder von Borderline-Patient:innen, dass diese nicht so empfindlich auf ihre:ihren Therapeut:in reagieren würden.

Im Laufe der Therapie ist auch immer wieder mit mehr oder minder ausgeprägten Einbrüchen zu rechnen, d.h. Phasen, in denen die Patient:innen in einen Stillstand kommen oder sogar eine deutliche Verschlechterung zeigen. Dies geschieht häufig dann, wenn sie aversive Lebensereignisse (z.B. Trennung, Misserfolg) zu bewältigen haben, ihr grandioses Selbst infrage stellen müssen bzw. sich von diesem zu distanzieren versuchen, und insbesondere, wenn sie sich ihrem vulnerablen Selbst gegenüber öffnen. In solchen Augenblicken wird ihnen die Herausforderung einer Neugestaltung ihres Lebens in der Auseinandersetzung mit dem vulnerablen Selbst und der eigenen Mittelmäßigkeit und Normalität schmerzhaft deutlich. Darüber hinaus kann (muss aber nicht!) die im Laufe der Therapie wachsende Bedürftigkeit der Patient:innen zu einer größeren Empfindlichkeit gegenüber möglichen Zurückweisungen oder Frustrationen führen, welche von der:dem Therapeut:in ausgehen könnten. Da Therapeut:innen den Beziehungserwartungen aber nicht konstant entsprechen können, d.h. nicht konstant angemessen empathisch und responsiv reagieren können, können Patient:innen mit Enttäuschung und Ärger reagieren. Diese Möglichkeit sollte aktiv angesprochen und therapeutisch genutzt werden.

Verschlechterung und Abbrüche möglich

Eine nicht geringe Anzahl an Patient:innen bricht ihre Psychotherapie dennoch ab bzw. beendet diese vorzeitig, oftmals ohne Vorankündigung. Die Erfolgsaussichten, sie nach einem Abbruch zu einer Wiederaufnahme der Therapie zu bewegen, sind leider als eher gering einzuschätzen. Dennoch sollte die:der Therapeut:in eine E-Mail schreiben, und darin ihr:sein anhaltendes Interesse an einer weiteren Zusammenarbeit bekunden. Auch wenn erfahrungsgemäß hierauf nur wenige Patient:innen antworten, so gehört diese E-Mail für sie vielleicht zu einer letzten korrigierenden Beziehungserfahrung.

6.4 Lügen

Ob sie bewusst lügen oder unbewusst die Unwahrheit sagen, den Aussagen von narzisstischen Patient:innen ist nur mit Vorsicht Glauben zu schenken. Deshalb tun Therapeut:innen gut daran, bei allzu selbstbewussten Darstellungen oder Schuldzuweisungen an andere Menschen leise Zweifel an dem Vorgetragenen zu hegen, ohne dass sie damit ein offenkundiges Misstrauen zeigen. Es ist wohl am ehesten ihre empathische Beziehungsgestaltung und ein hartnäckiges jedoch wohlwollendes Nachfragen, welches den Patient:innen dabei hilft, sich mehr und mehr zu öffnen und ihre problematischen Seiten und Erlebnisse offenzulegen. Heikel können deswegen Gespräche mit Angehörigen sein, in denen Lügen bzw. Unwahrheiten aufgedeckt werden, ohne dass die Patient:innen hierauf Einfluss haben.

6.5 Grenzüberschreitendes Verhalten

Klare Markierung von Grenzüberschreitungen

Neben Borderline-Patient:innen zeigen narzisstische Patient:innen am häufigsten ein grenzüberschreitendes Verhalten in der therapeutischen Beziehung. Sei es ein sexualisierendes oder abwertendes Verhalten oder gar ein bedrohliches Verhalten, wobei Letzteres eher selten vorkommt. Therapeut:innen müssen ein solches Verhalten erkennen und es Patient:innen gegenüber als solches kennzeichnen und sie dazu auffordern, dies zu unterlassen. Eine therapeutische Beziehung basiert sowohl für Patient:innen als auch für Therapeut:innen auf dem Gefühl von Sicherheit und Respekt. Zeigen sich Patient:innen bezüglich dieser Aufforderung veränderungsresistent, dann kann als Ultima Ratio eine Therapiepause oder gar ein Abbruch der Therapie seitens der:des Therapeut:in erfolgen.

6.6 Einbezug der:des Partner:in

Da viele narzisstische Patient:innen infolge partnerschaftlicher Krisen zur Therapie kommen, stellt sich immer wieder die Frage, ob die:der Partner:in zu Therapiestunden mit hinzukommen sollte. Solange dies alleinig der Informationsgewinnung (z.B. im Rahmen der Interaktionsanalyse) dient, kann dies nach einer guten Vorbereitung durchaus hilfreich sein. Jede weiterführende Arbeit an der Partnerschaft sollte jedoch in Form einer geordneten Paartherapie bei einer:einem anderen Therapeut:in erfolgen. Es spricht nichts dagegen, dass diese Paartherapie parallel zur Einzeltherapie erfolgt, da letztere die Patient:innen dabei unterstützen kann, in der Paartherapie besser mitzuarbeiten.

7 Weiterführende Literatur

Doering, S., Hartmann, H.-P. & Kernberg, O. (2021). *Narzissmus. Grundlagen – Störungsbilder – Therapie*. Stuttgart: Schattauer.

Lammers, C.-H. (2014). *Psychotherapie narzisstisch gestörter Patienten*. Stuttgart: Schattauer.

Walter, M. & Bilke-Hentsch, O. (2020). *Narzissmus. Grundlagen – Formen – Interventionen*. Stuttgart: Kohlhammer.

8 Literatur

American Psychiatric Association (APA). (1980). *Diagnostic and statistical manual of mental disorders (3rd Edition) (DSM-III).* Washington, DC: American Psychiatric Association.

American Psychiatric Association. (2013). *Diagnostic and statistical manual of mental disorders* (5th ed.). Arlington, VA: American Psychiatric Publishing. https://doi.org/10.1176/appi.books.9780890425596

American Psychiatric Association/Falkai, P. et al. (2018). *Diagnostisches und Statistisches Manual Psychischer Störungen DSM-5* (2., korrig. Aufl.). Göttingen: Hogrefe.

Bamelis, L. L. M., Evers, S. M. A. A., Spinhoven, P. & Arntz, A. (2014). Results of a multicenter randomized controlled trial of the clinical effectiveness of schema therapy for personality disorders. *American Journal of Psychiatry, 171,* 305–322. https://doi.org/10.1176/appi.ajp.2013.12040518

Beck, A., Davis, D. & Freeman, A. (2015). *Cognitive therapy of personality disorders.* New York: Guilford.

Bordin, E. S. (1979). The generalizability of the psychoanalytic concept of the working alliance. *Psychotherapy: Theory, Research & Practice, 16,* 252–260. https://doi.org/10.1037/h0085885

Borkenau, P. & Ostendorf, F. (2008). *NEO-Fünf-Faktoren Inventar nach Costa und McCrae (NEO-FFI)* (2. Auflage; Manual). Göttingen: Hogrefe.

Bregman, R. (2021). *Im Grunde gut: Eine neue Geschichte der Menschheit.* Berlin: rororo.

Brummelman, E., Thomaes, S., Nelemans, S. A. & Bushman, B. J. (2015). Origins of narcissism in children. *Proceedings of National Academy of Science, 112,* 3659–3662. https://doi.org/10.1073/pnas.1420870112

Caspar, F. & Grosse Holtforth, M. (2009). Responsiveness – Eine entscheidende Prozessvariable in der Psychotherapie. *Zeitschrift für Klinische Psychologie und Psychotherapie, 38,* 61–69. https://doi.org/10.1026/1616-3443.38.1.61

Denecke, F.-W. & Hilgenstock, B. (1989). *Narzißmusinventar (NI).* Bern: Hans Huber.

Dilling, H., Mombour, W., Schmidt, M. H. & Schulte-Markwort, E. (2011). *Internationale Klassifikation psychischer Störungen. ICD-10 Kapitel, V (F). Klinisch diagnostische Leitlinien* (8. Auflage). Bern: Huber.

Eifert, G. H. (2011). *Akzeptanz- und Commitment-Therapie (ACT).* Göttingen: Hogrefe.

Hautzinger, M. & Pössel, P. (2017). *Kognitive Interventionen.* Göttingen: Hogrefe. https://doi.org/10.1026/02831-000

Kernberg, O. (1978). *Borderline-Störung und pathologischer Narzissmus.* Berlin: Suhrkamp.

Kernberg, O. (2006). Der nahezu unbehandelbare narzisstische Patient. In O. Kernberg & H.-P. Hartmann (Hrsg.), *Narzissmus* (S. 705–727). Stuttgart: Schattauer.

Kernis, M. H. & Goldman, B. M. (2003). Stability and variability in self-concept and self-esteem. In M. R. Leary & J. P. Tangney (Eds.), *Handbook of self and identity.* New York: Guilford.

Kohut, H. (1976). *Narzissmus.* Berlin: Suhrkamp.

Lammers, C.-H. (2019). Die vulnerable Seite des Narzissmus. *Persönlichkeitsstörungen – Theorie und Therapie, 1,* 19–28.

Lammers, C.-H. (2021). *Beziehungsgestaltung mit narzisstischen Menschen.* Köln: Psychiatrie Verlag. https://doi.org/10.5771/9783966050524

Lammers, C.-H. & Doering, S. (2018). Narzissmus und die narzisstische Persönlichkeitsstörung. *PSYCH up2date, 12,* 1–15. https://doi.org/10.1055/a-0448-1506
Lammers, C.-H. & Eismann, G. (2019). *Bin ich ein Narzisst?* Stuttgart: Klett-Cotta.
McCullough, J. & Schramm, E. (2015). *Cognitive Behavioral Analysis System of Psychotherapy (CBASP).* Paderborn: Junfermann.
Miller, W. R. & Rollnick, S. (2004). *Motivierende Gesprächsführung.* Freiburg: Lambertus.
Mota, S., Humberg, S., Krause, S., Fatfouta, R., Geukes, K., Schröder-Abé, M. et al. (2020). Unmasking narcissus: A competitive test of existing hypotheses on (agentic, antagonistic, neurotic, and communal) narcissism and (explicit and implicit) self-esteem across 18 samples. *Self and Identity, 19,* 435–455. https://doi.org/10.1080/15298868.2019.1620012
Noyon, A. & Heidenreich, T. (2012). *Existentielle Perspektiven in Psychotherapie und Beratung.* Weinheim: Beltz.
Pincus, A. L. & Lukowitsky, M. R. (2010). Pathological narcissism and narcisstic personality disorder. *Annual Review of Clinical Psychology, 6,* 421–446. https://doi.org/10.1146/annurev.clinpsy.121208.131215
Renneberg, B. & Herpertz, S. C. (2021). *Persönlichkeitsstörungen.* Göttingen: Hogrefe. https://doi.org/10.1026/02508-000
Ritter, K. & Lammers, C. H. (2007). Narzissmus – Persönlichkeitsvariable und Persönlichkeitsstörung. *Psychotherapie Psychosomatik Medizinische Psychologie, 57,* 53–60. https://doi.org/10.1055/s-2006-951922
Rödiger, E. (2016). *Schematherapie.* Stuttgart: Schattauer.
Röpke, S. & Nadic, I. (2021). Neurobiologische Befunde bei subklinischem und klinischem Narzissmus und der narzisstischen Persönlichkeitsstörung. In S. Doering, H.-P. Hartmann & O. Kernberg (Hrsg.), *Narzissmus. Grundlagen – Störungsbilder – Therapie.* Stuttgart: Schattauer.
Röpke, S. & Vater, A. (2014). Narcissistic personality disorder: An integrative review of recent empirical data and current definitions. *Current Psychiatry Reports, 16,* 445–456. https://doi.org/10.1007/s11920-014-0445-0
Ronningstam, E., Gunderson, J. & Lyons, M. (1995). Changes in pathological narcissism. *American Journal of Psychiatry, 152,* 253–257. https://doi.org/10.1176/ajp.152.2.253
Russ, E., Shedler, J., Bradley, R. & Weston, D. (2008). Refining the construct narcissistic personality disorder: Diagnostic criteria and subtypes. *American Journal of Psychiatry, 165,* 1473–1481. https://doi.org/10.1176/appi.ajp.2008.07030376
Sachse, R. (2021). *Psychotherapie von Persönlichkeitsstörungen.* Stuttgart: Kohlhammer.
Sachse, R., Sachse, M. & Fasbender, J. (2011). *Klärungsorientierte Psychotherapie der narzisstischen Persönlichkeitsstörung.* Göttingen: Hogrefe.
Schneider, N. (2010). Beziehung – Bewusstheit – Behaviorismus: Die Funktional Analytische Psychotherapie (FAP). *Zeitschrift für Rational-Emotive & Kognitive Verhaltenstherapie, 21,* 53–90.
Schütz, A., Marcus, B. & Sellin, T. (2004). Die Messung von Narzissmus als Persönlichkeitskonstrukt. Psychometrische Eigenschaften einer Lang- und einer Kurzform des Deutschen NPI (Narcissistic Personality Inventory). *Diagnostica, 4,* 202–218. https://doi.org/10.1026/0012-1924.50.4.202
Steffgen, G., de Boer, C. & Vögele, C. (2014). *Ärgerbezogene Störungen.* Göttingen: Hogrefe.
Stinson, F. S., Dawson, D. A., Goldstein, R. B., Chou, S. P., Huang, B., Smith, S. M. et al. (2008). Prevalence, correlates, disability, and comorbidity of DSM-IV narcissistic personality disorder: Results from the wave 2 national epidemiologic survey on alcohol and related

conditions. *Journal of Clinical Psychology, 69,* 1033–1045. https://doi.org/10.4088/JCP.v69n0701
Stucke, T.S. & Sporer, S.L. (2002). When a grandiose self-image is threatened: Narcissism and self-concept clarity as predictors of negative emotions and aggression following ego-threat. *Journal of Personality, 70,* 509–532. https://doi.org/10.1111/1467-6494.05015
Teismann, T. & Dorrmann, W. (2014). *Suizidalität.* Göttingen: Hogrefe.
Torgersen, S. (2021). Empirische Befunde zur Ätiologie und Neurobiologie narzisstischer Pathologie. In S. Doering, H.-P. Hartmann & O. Kernberg (Hrsg.). *Narzissmus. Grundlagen – Störungsbilder – Therapie.* Stuttgart: Schattauer.
Vater, A., Moritz, S. & Röpke, S. (2018). Does a narcissism epidemic exist in modern western societies? Comparing narcissism and self-esteem in East and West Germany. *PLOS ONE, 13,* 1–16.
Vater, A., Ritter, R., Strunz, S., Ronningstam, E.F., Renneberg, B. & Röpke, S. (2014). Stability of narcissistic personality disorder: Tracking categorical and dimensional rating systems over a two-year period. *Personality Disorders: Theory, Research, and Treatment, 5,* 305–313. https://doi.org/10.1037/per0000058
Wetzel, E., Brown, A., Hill, P.L., Chung, J.M., Robins, R.W. & Roberts, B.W. (2017). The narcissism epidemic is dead; long live the narcissism epidemic. *Psychological Science, 28,* 1833–1847. https://doi.org/10.1177/0956797617724208
Wolf, E.S. (1998). *Theorie und Praxis der psychoanalytischen Selbstpsychologie.* Frankfurt am Main: Suhrkamp.

9 Kompetenzziele und Lernkontrollfragen

Kompetenzziele

Folgendes Wissen und folgende Kompetenzen sollen durch die Lektüre dieses Bandes erworben werden:

- Kenntnisse zum psychopathologischen und sozialpsychologischen Begriff des Narzissmus.
- Diagnostik der narzisstischen Störung nach den Kriterien des DSM-5 und der ICD-11.
- Verständnis der Entstehungsbedingungen und aufrechterhaltenden Faktoren.
- Verständnis für den dynamischen Zusammenhang zwischen dem grandiosen und dem vulnerablen Selbst im Sinne der Selbstwertregulation.
- Kenntnisse zur Gestaltung der therapeutischen Beziehung mit narzisstischen Patient:innen.
- Anwendung von Strategien zur Förderung der Motivation der Patient:innen.
- Verständnis für und Umgang mit der Übertragungsreaktion.
- Erstellung eines Fallkonzeptes.

- Klärung und Bearbeitung maladaptiver Schemata.
- Kognitive Arbeit an konditionalen Annahmen.
- Bearbeitung interaktioneller Konflikte.
- Anleitung der Patient:innen zum Erlernen der kognitiven Empathie.
- Ansatzpunkte zur Arbeit an existenziellen Fragestellungen.

Lernkontrollfragen

1. Welche Angabe zur Narzisstischen Persönlichkeitsstörung (NPS) ist falsch?
   a. Es sind mehr Männer als Frauen betroffen.
   b. Es gibt keine Evidenzen für die Zunahme der NPS.
   c. Genetische Einflüsse auf die NPS sind eher gering ausgeprägt.
   d. In der ICD-11 kann die NPS nicht mehr diagnostiziert werden.

2. Welche der folgenden Aussagen ist falsch?
   a. Narzissmus ist sowohl ein Konstrukt einer Persönlichkeitsstörung als auch der Persönlichkeitspsychologie.
   b. Es gibt eine grandiose und eine vulnerable Form des Narzissmus.
   c. Narzissmus als Persönlichkeitsstörung basiert wesentlich auf den Arbeiten von Kernberg und Kohut.
   d. Narzissmus als Persönlichkeitsmerkmal geht in der Regel mit starken psychosozialen Nachteilen einher.

3. Welche der folgenden Aussagen bezüglich der Behandlung von Patient:innen mit einer NPS ist richtig?
   a. Konfrontative Verfahren haben sich bewährt.
   b. Die Einsicht in die Funktionalität narzisstischer Verhaltensweisen als Bewältigungsstrategie von negativen Selbstwertschemata ist ein wichtiger Bestandteil einer Therapie.
   c. Studien belegen ein besseres Ansprechen der Psychotherapie bei narzisstischen Frauen als Männern.
   d. Von emotionsaktivierenden Verfahren ist grundsätzlich wegen der hohen Kränkungsgefahr abzuraten.

4. Welche der folgenden Aussagen ist falsch?
   a. Narzisstische Patient:innen kommen häufig aufgrund komorbider psychischer Erkrankungen zur Therapie.
   b. Die brüchige Behandlungsmotivation muss insbesondere durch die angemessene Gestaltung der therapeutischen Beziehung gefördert werden.
   c. Studien zeigen eine bessere Therapiemotivation männlicher Patienten bei der Behandlung durch weibliche Therapeutinnen.
   d. Die doppelte Selbstwertregulation spielt in der Therapie eine große Rolle.

5. Welche der folgenden Aussagen ist richtig?
   a. Das narzisstische Persönlichkeitsinventar (NPI) ist ein valides Instrument zur Erfassung der NPS.
   b. Das SCID-5-PD-Interview kommt bei der Diagnose der NPS zur Anwendung.
   c. Der Roschach-Test liefert valide Ergebnisse zur Psychodynamik.
   d. Die Diagnose einer NPS nach DSM-5 weist Symptome des vulnerablen Typus auf.

6. Welcher der folgenden Aussagen bezüglich der NPS ist falsch?
   a. Die Beziehungserfahrungen der Patient:innen in ihrer Kindheit bzw. Lerngeschichte ist für das Verständnis ihrer narzisstischen Entwicklung von großer Bedeutung.
   b. Erfahrene Therapeut:innen müssen weniger Zeit in den Aufbau der therapeutischen Beziehung investieren.
   c. Die sogenannte Übertragungsreaktion spielt in der Therapie eine große Rolle.
   d. Sowohl klärungsorientierte als auch problemlösungsfokussierte Ansätze sind in der Therapie von Bedeutung.

7. Welche therapeutische Intervention ist bei narzisstischen Patient:innen wenig hilfreich?
   a. Biografische Arbeit.
   b. Arbeit an und in der therapeutischen Beziehung.
   c. Schemaanalyse.
   d. Konfrontation.

8. Welche Aussage bezüglich der Selbstwertregulation ist falsch?
   a. Die Patient:innen kompensieren negative Selbstwertaspekte mit narzisstischen Verhaltensweisen.
   b. Negative Selbstwertschemata haben ihren Ursprung in der Kindheit bzw. Lerngeschichte.
   c. Die Selbstwertregulation erfolgt sowohl intrapsychisch als auch interaktionell.
   d. Eine direkte Arbeit an negativen Selbstwertschemata überfordert narzisstische Patient:innen.

9. Welcher der folgenden Punkte gehört nicht zu den diagnostischen Kriterien der NPS nach DSM-5?
   a. Empathiemangel.
   b. Kränkbarkeit.
   c. Ausbeuterisches zwischenmenschliches Verhalten.
   d. Neid.

10. Was versteht man unter dem vulnerablen Narzissmus?
    a. Eine Narzissmusform, bei der die Patient:innen ein eher unsicheres und zurückhaltendes Verhalten aufweisen.
    b. Eine Narzissmusform, die mit somatischen Komorbiditäten einhergeht.
    c. Eine Narzissmusform, bei der häufig autoaggressives Verhalten auftritt.
    d. Eine Narzissmusform, bei der Patient:innen sehr häufig andere Menschen verletzen.

Beantworten Sie die hier abgedruckten Lernkontrollfragen in unserem Continuing Education Portal und sammeln Sie einfach und bequem Fortbildungspunkte der Kategorie D für Fachkräfte im Bereich Psychotherapie (CE). Der Zugang zu zertifizierten Online-Fortbildungen steht Ihnen rund um die Uhr zur Verfügung. Mehr Informationen zu diesem kostenpflichtigen Service finden Sie unter: ce.hogrefe.com

Fallkonzept

1. Welche negativen Konsequenzen bzw. Leiden entstehen der:dem Patient:in aus ihren:seinen narzisstischen Verhaltensweisen?

2. Welche problematischen narzisstischen Verhaltensweisen treten auf (dysfunktionale Bewältigungsstrategien)?

3. Welche wesentlichen narzisstischen Grundsätze und Regeln gibt es bei der:dem Patient:in?
   - Regeln (z. B. „Ich muss immer besser als die anderen sein“)
   - Grundsätze (z. B. „Es gibt nur Gewinner oder Verlierer“)

4. Welches sind die wesentlichen Grundannahmen und primären Emotionen (maladaptives Schema)?
   - Primäre Emotionen (z. B. Scham, Angst, Einsamkeit, Traurigkeit)
   - Negative Grundannahmen (z. B. „Ich bin nicht liebenswert“)

5. Welche frustrierten adaptiven Bedürfnisse liegen vor?

6. Welches waren die diesbezüglich prägenden Beziehungserfahrungen in der Entwicklungsgeschichte?

Techniken der Beziehungsgestaltung bei grandiosen Verhaltensweisen

Pat.: „Meine Freundin kann einfach nicht die Klappe halten, wenn ich eine Entscheidung getroffen habe. Ich habe das wirklich gut durchdacht und, nur weil sie zu dumm ist, das zu verstehen, muss sie mir nicht andauernd hinein quatschen!"

Mögliche Reaktionen der:des Therapeut:in:

Kontingente Rückmeldung: „Bei mir lösen Ihre abwertenden Bemerkungen gerade ein Gefühl von leichtem Ärger aus. Können Sie das verstehen?"

Empathische Konfrontation: „Ich merke Ihre Aufregung und Ihren Stress in solchen Situationen. Und Sie haben bei Ihren Eltern leider immer wieder die Erfahrung gemacht, nicht ausreichend beachtet zu werden. Können Sie sich aber vorstellen, dass Ihre Formulierung abwertend klingt?"

Motivorientierte (komplementäre) Beziehungsgestaltung: „Sie beschäftigen sich sehr intensiv mit bestimmten Entscheidungen und wollen dafür auch gesehen und geschätzt werden."

Funktionale Disputation: „Helfen Ihnen solche Abwertungen, die Beziehung mit Ihrer Freundin stabiler zu gestalten?"

Therapeutische Selbstenthüllung: „Ich kenne auch solche Momente, wo ich von meiner Partnerin genervt bin. Aber ich versuche dann, sie es nicht spüren zu lassen, sondern arbeite daran, mich zu beruhigen."

Fragen für die Erstuntersuchung (Stunde 1 bis 4)

Für die Erstuntersuchung empfiehlt sich ein kollaborativer Stil und weniger die Form eines diagnostischen Interviews:

- *Interaktionelle Konflikte.* Wie sehen die typischen Konfliktsituationen in Ihrer Partnerschaft bzw. mit Freund:innen und Kolleg:innen aus? Was sind hier die häufigsten Vorwürfe an Sie?

- *Anspruchshaltung.* Wie wollen Sie von anderen Menschen gesehen und behandelt werden? Was erwarten Sie von einem gelungenen und sinnvollen Leben? Sind Sie zufrieden mit sich und Ihrem Leben?

- *Selbstidealisierung.* Glauben Sie, etwas ganz Besonderes zu sein? Langweilen Sie sich häufig mit anderen Menschen oder haben Sie den Eindruck, dass diese nicht auf Augenhöhe mit Ihnen sind (z. B. hinsichtlich Intelligenz, Erfolg, soziale Schicht)?

- *Vulnerables Selbst.* Kennen Sie auch Momente, in denen Sie sich minderwertig, traurig, einsam oder hilflos fühlen? Wie reagieren Sie innerlich und äußerlich auf Kritik? Sind Sie leicht kränkbar?

- *Identitätsdiffusion.* Kennen Sie Gefühle der inneren Leere, Langeweile und Sinnlosigkeit? Wenn ja, was tun Sie, um diese Gefühle zu vermeiden oder zu bekämpfen?

- *Antagonismus.* Fällt es Ihnen schwer, sich in Gruppen einzufügen? Müssen Sie sich von anderen Menschen eher abgrenzen? Sind Sie eher ein dominanter Mensch?

- *Ärger/Wut.* Worüber können Sie sich am meisten im Alltag aufregen? Geraten Sie leicht in Streit mit anderen? Kennen Sie Rachegefühle?